「最近、若返ったね」と言われたければ、テロメアをのばしなさい

医学博士
古賀祥嗣

イースト・プレス

はじめに

～なぜ、あの人はいつまでも、若々しく元気なのか～

「還暦を迎えるとは思えないハリとツヤのある肌」

「同い年とは信じられないほど、あの人は若々しくエネルギッシュ」


他人と自分を比べ、こう感じることはありませんか？

年をとることは、生きている以上誰もが通る道ですが、**若さを保てる人と老けている人の差はどこにあるのでしょうか。**

「もう年だから……」と思いつつも同じ年齢で見た目が老けている人と若い人、若々しく元気な人と病気がちでクリニック通いが日課になっている人、この違いは何なのでしょうか？


加齢とともに気になる肌のくすみ、たるみ。シミも若い頃より確実に増えている。白髪染めをやめて流行のグレイヘアにしたいけど、自分に似合うのか不安、と思っている方も多いのではないでしょうか？

肌や髪といった見た目だけでなく、みなさんが自分は老けたなと感じる代表的な症状は、

・視力や聴力の低下
・筋力の低下
・筋肉量の減少
・身体能力の低下
・内臓機能の低下や予備能力の減退
・主観的疲労感
・日常生活における活動量の減少

などでしょうか？

人は加齢とともに、これらの症状が体にあらわれます。個人差はありますが、こうした変化を「老化現象」と呼びます。

老化による身体変化（加齢変化）は、成熟期に達した後、40歳くらいから始まるとされていますが、実はその時期は臓器によってまちまちで、視力や聴力は10歳、感染に対する抵抗力は15歳、知的能力は20歳、筋力と協調運動は25歳でそれぞれピークに達するといわれ、その後は徐々に低下していきます。

人類は、この体の機能の低下と、ついには死に至る恒常性の崩壊を、自然の摂理として受け入れてきたのでしょうか。

実は、決してそうではありません。それどころか、「不老不死」を求めた伝説が、世界各地に残っているのです。

たとえば、古くはメソポタミアの「ギルガメッシュ叙事詩」に登場し、ギリシャ神話や北欧神話、インド神話などでも不老不死の神々や、それを求める人が描かれています。中世ヨーロッパでは、魔女や魔法使い、錬金術師が錬金術で不老不死になれる究極の物質「賢者の石」を発見しようと研究が続けられ、それが「化学」の源流になったことは、よく知られるところです。

また、絶対的な権力と富を手に入れた独裁者が、最終的に求めるのが、不老不死の肉体です。秦の始皇帝が、老いと死を極端に恐れ、強く不老不死を求めていたことは「史記」に記されています。そして、始皇帝は、不老不死の秘薬を研究させ、「辰砂《しんしゃ》」を基本原料とした「丹薬」という薬をつくりあげました。

しかし、辰砂とは猛毒の水銀が硫黄と結びついた「硫化水銀」で、それを飲んだ始皇帝は50歳で死去しています。

このように、いにしえより不老不死は、「人類の見果てぬ夢」でした。ところがここにきて、**不老不死につながる研究がさかんに行われるようになり、さまざまなことが少しずつ解明されてきたのです。**

その大きな発見の1つは、私たちの細胞の中にある染色体の端にある「テロメア」です。このテロメアこそが、健康長寿のカギだということがわかってきたのです。

テロメアは、細胞が分裂を繰り返すたびに短くなっていきます。これが老化と深い関わりをもっているのです。**つまり、テロメアの長さをのばすことで、老化を遅らせることができ、さらには若返りも期待できるのです。**

テロメア短縮のスピードを遅くしたり、テロメアの伸長を促進するには、ビタミンCやビタミンE、ポリフェノール、カロテノイドなどの抗酸化物質や、オメガ3脂肪酸などの積極的な摂取、適度な運動、瞑想などが有効であることがわかってきています。

しかし、私は臨床を通して、これとは異なるアプローチに有効性を認めています。それは、私どものクリニック独自のプロトコルで精製した乳歯歯髄幹細胞培養上清液「SGF」です。

人はなぜ老いるのか。

そして、その老いに克《か》つには、どうしたらいいのか。

これが、本書のテーマです。私どもは現在、このSGFを治療の柱に据え、現場においてもこのテーマに取り組んでいます。

人は生物学的に120歳まで生きられると考えられています。

すでに老化は「謎が多く、避けることのできないもの」ではなくなっています。そして、時代の舵は、「老化そのものを遅らせたり、止めたりできる」方向に切られているのです。

もはや、加齢は怖いものではありません。

本書を最後までお読みになったあなたは、きっとそう感じるはずです。

第1章

あの人が「老いない秘密」はテロメアにあり　13

第2章

細胞を若返らせて、老化を巻き戻す！

第3章

加齢は治す時代へ

第4章 キュアエイジングを実現するSGFの実力 143

第1章

あの人が「老いない秘密」はテロメアにあり

100歳時代、いつまでも若々しくいるために

古いドラマや映画を見て、

「昔の役者さんって年齢の割に老けているな」

と感じることはありませんか？

少し前まで50歳を過ぎた人は「おじいちゃん」「おばあちゃん」という印象でしたが、近年60歳を過ぎても変わらぬ美しさの女優さんや70歳を超えてもステージに立ち活動を続けるミュージシャン、80歳で現役のプロスキーヤーや90歳でも仕事を続ける人など、若々しく元気な高齢者が増えていると思いませんか？

孫がいて驚く芸能人もいます。

実はこれからは「老人」にならない人が増えていくと言われているのです。

「〇〇女子」という言葉も広がり、いまやティーンから還暦を過ぎても女性は

「女子」とくくられると言っても大げさではないでしょう。

ここ1〜2年、「人生100年時代」とさかんに言われるようにもなりました。世界有数の長寿大国である日本の平均寿命は、男性81・09年、女性87・26年（厚生労働省「2018年簡易生命表」より）。海外の研究（リンダ・グラットンの著書「ライフシフト」で引用されている研究）をもとにすれば、2007年に日本で生まれた子どもについては、107歳まで生きる確率が50パーセントもある（2017年11月／内閣官房「人生100年時代構想会議」資料より）ということですから、100歳まで人生が続くのが当たり前となる時代は、もう目の前に来ているのかもしれません。


しかし、ここで肝心なことは、いくら平均寿命がのびたとしても、健康でなければそれを楽しむことはできないということ。つまり、**健康に生きられる期間、いわゆる「健康寿命」をのばすことこそが重要だということです。**

ご承知のように、平均寿命とは、0歳の子どもが平均して後何年生きられるかを示す「平均余命」のこと。それに対して健康寿命は、我が国では「健康上の問題で、日常生活が制限されることなく生活できる期間」と定義されています。

では、日本人の健康寿命は何年かというと、2016年現在で男性72・14年、女性74・79年。したがって、平均寿命と健康寿命との差は男性8・84年、女性12・35年となります。要は、「健康上の問題で日常生活に影響がある期間（不健康期間）」が、こんなに長くあるということです。

いかに健康寿命をのばすかが、これからの課題です。

そして、それには、私は「加齢を治す——キュアエイジング」という発想がとても重要だと考えています。**見た目だけの若さではなく、細胞レベルで老化を防ぎ、若さを保つ。**そんな願いはもう現実になりつつあるのです。

高齢化による医療問題などネガティブに捉えがちですが、元気で若々しいシニア（老人とは呼びません）が増えれば高齢化という問題すらポジティブなものに変わるのではないでしょうか。

こんなに長生きになった日本人

平均寿命の推移

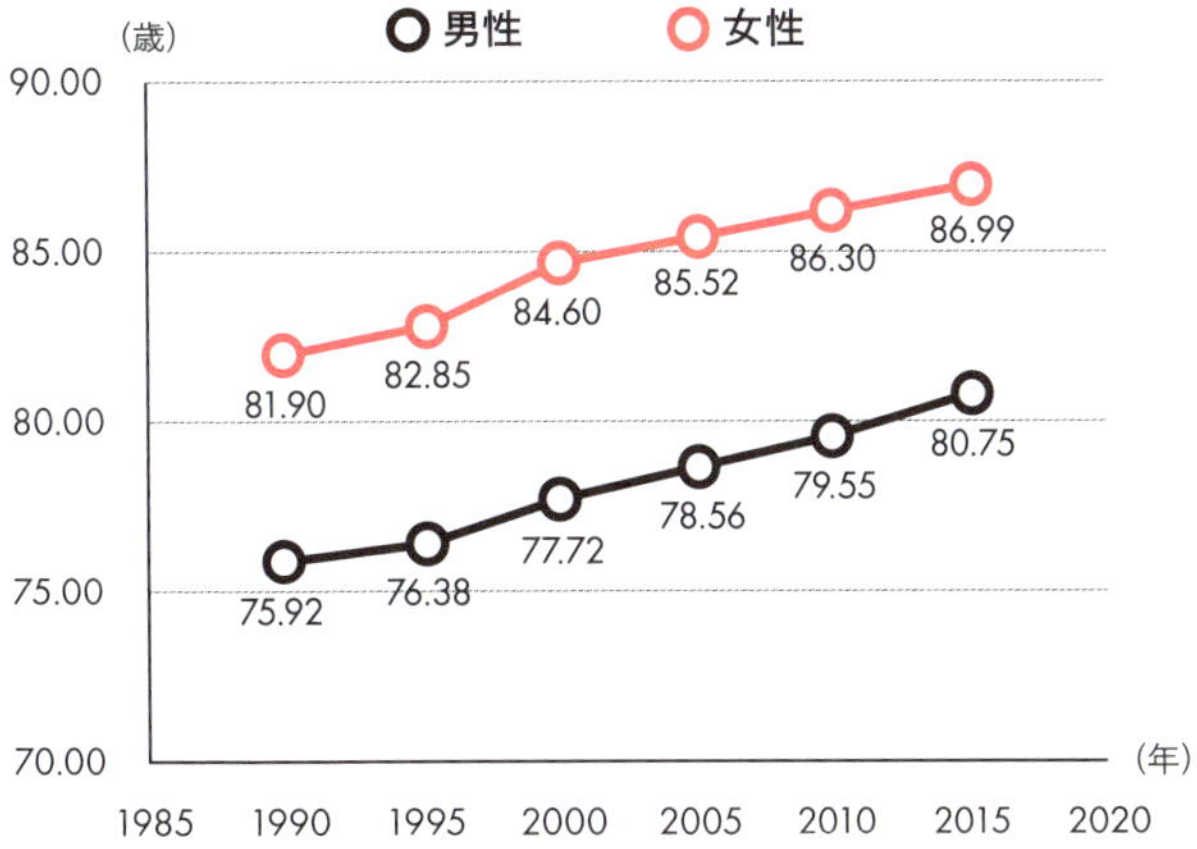

厚生労働省大臣官房統計情報部「完全生命表」より作図

年をとると体にどんな変化が起こるのか

いつまでも若々しく元気でいたいと思う人にとって「加齢」と「老化」は受け入れがたいことでしょう。ネットニュースやSNSでは年をとってシワが増えたり、体型が崩れたりなど容貌が変わった著名人に対し「劣化」という言葉を使います。ハツラツとした人がいる一方、年齢よりも老けて見える人や、病気がちな人もいます。その差はどこにあるのでしょう。

ここで、年を重ねる「加齢」と、それによって出てくる変化「老化」の仕組みについて説明しましょう。

人は成長後、加齢に伴ってあらゆる生理機能が低下し、やがて死に至ります。加齢とは、その生まれてから死ぬまでの時間経過、すなわち「暦年齢《れきねんれい》」を示し、これは時の流れに従い、誰もが同じスピードで進行していきます。

一方、**老化は加齢（生存時間の経過）につれて起こる生理機能の低下をさし、そのスピードはみな同じではなく、個人差があります**。それは、老化は遺伝的要因や不規則な生活やストレスなどの環境要因が複雑に影響しているからです。

科学的な見方をすると、老化は大きく

・個体老化
・細胞老化

の2つに分けられます。

個体老化は、脳の萎縮や血管障害、心臓の機能低下、動脈硬化、高血圧症、あるいは歯や目の衰えなど、器官レベルでの老化の結果としてあらわれ、それに付随して記憶や学習能力などの低下が見られるようになります。

細胞老化は文字通り、細胞自体が老化するということです。

私たちの体を構成している各細胞は、限られた回数しか分裂することができません。つまり人の正常な体細胞は、ある一定の回数、細胞分裂を繰り返した後に分裂限界（分裂寿命）を迎えて、細胞分裂を不可逆的に停止します。

限界まで分裂した細胞（老化細胞）は、増殖能力がもとに戻れないように制御されており、再度増殖が始まることはありません。

若い頃は、機能の低下した細胞は除去され、新しい細胞が補充されることで、組織としての機能を保つことができますが、加齢とともに細胞の入れ替わる速度が遅くなり、徐々に老化が進行していくわけです。そして、細胞の分裂限界が体中のいたるところの細胞で起こると、人は最終的に生命活動を維持することができなくなってしまいます。

この細胞老化の現象は、１９６１年にアメリカの科学者ヘイフリックによって発見されました。そのため、細胞の分裂限界は彼の名前にちなみ、「ヘイフリック限界」とも呼ばれています。

一般に、老化は成熟期を迎えると始まると言われますが、それは個体老化のことであって、個々の細胞レベルで見るなら、**老化は生まれた直後から始まっている**とも言えるのかもしれません。

加齢と老化の違いとは

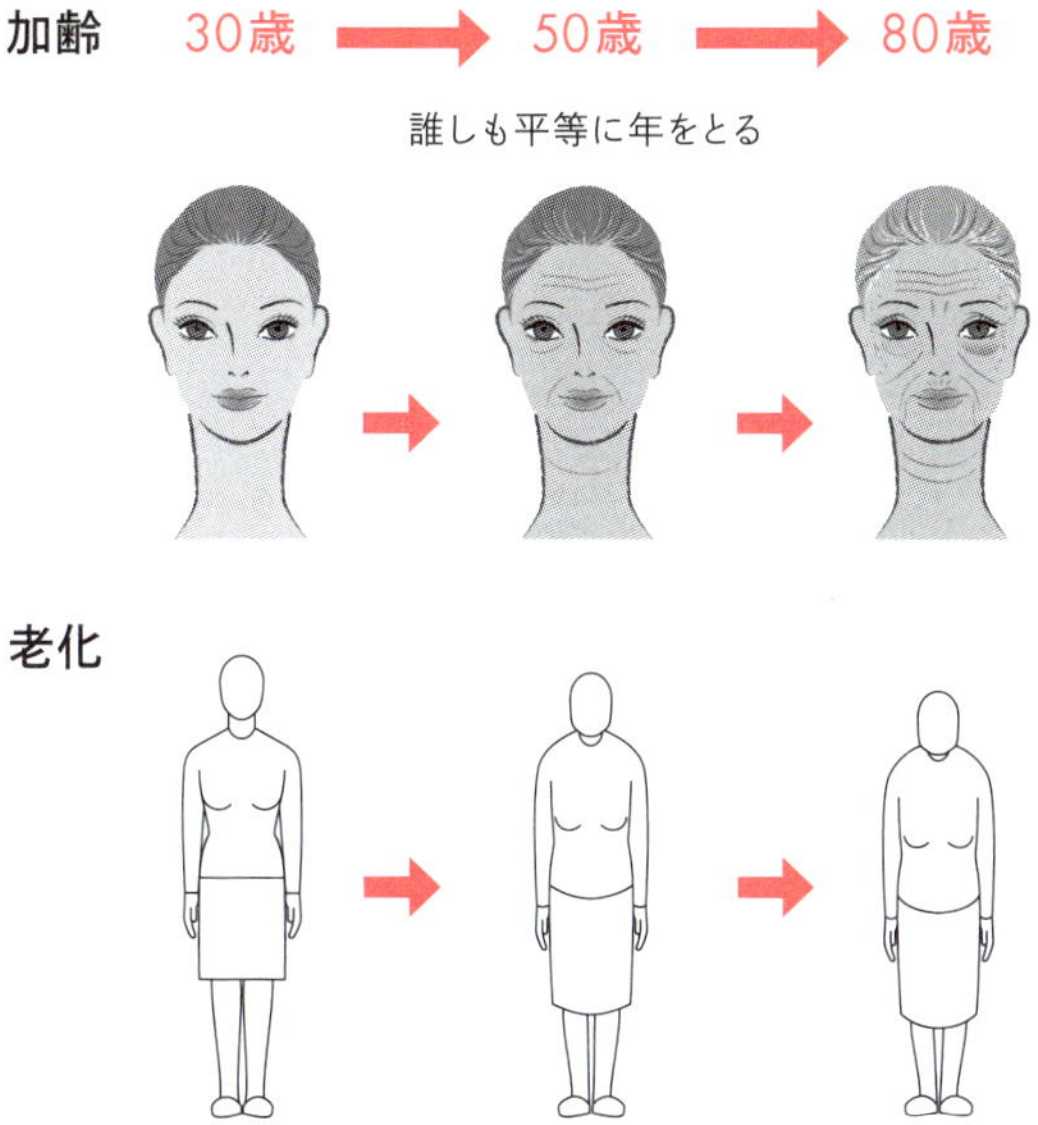

加齢は平等な変化だが、老化スピードは個人差があると言われている

生命の不思議「テロメア」って何？

2年ほど前にNHKで放送され、大反響を呼んだ特集があります。健康長寿のカギと言われるテロメアです。

老化の要因の1つが、実はテロメアと呼ばれる構造体にあったことが発見されたのです。テロメアは、細胞の分裂回数を規定し、私たちの「生物学的年齢」を規定する重要な存在、すなわち、人の寿命や老化のカギを握っている最も重要な要素だということがノーベル賞受賞生物学者・ブラックバーン博士らの研究でわかりました。

ここでテロメアについて解説しましょう。**テロメアは根本美容と切っても切れない関係にあり、またテロメアを知ることで健康寿命をのばすためのヒントも得られるからです。**

私たちの体は、約37兆個の細胞が集まってできています。

その細胞の中には「核」と呼ばれる部屋があり、核の中にはそれぞれ計23対の「染色体」が格納されています。この染色体の1つをさらに分析していくと、2つの腕（短腕と長腕）で構成されているのがわかります。そして、これらの腕それぞれにはＤＮＡがあります。ＤＮＡは2本の鎖がお互いに結合し、ねじれながらのびていくらせん構造をしていて、たった４つの「塩基《えんき》」※というものによってできています。４つの塩基とは、

・Ａ（アデニン）
・Ｔ（チミン）
・Ｇ（グアニン）
・Ｃ（シトシン）

で、その並び方によって、すべての遺伝情報が伝えられます。

テロメアは、この染色体の末端部分で、「ＴＴＡＧＧＧ」という6個の塩基の配列がいくつも繰り返し続いている構造体で、その先には「Ｇテール」という

ＤＮＡの一本鎖がシッポのようにのびています。

テロメアの本来の役割の１つは、

・染色体を保護する

染色体がほどけてしまったり、染色体同士がくっついたりするのを防ぐ、いわば染色体のキャップです。

そして、もう１つの重要な役割が、

・細胞分裂の際、４塩基の配列からなる染色体をコピーする

細胞が分裂するときは、まずＤＮＡがコピーされますが、実はこのとき、染色体の最末端部分を完全にコピーすることはできないのです。ですから細胞分裂を繰り返すごとに、末端は徐々に短くなっていきます。つまり、テロメア配列が少しずつ失われていくわけです。

なかには、「テロメアもＤＮＡの一部なのに、短くなってしまったら大事な遺伝情報が伝わらないのでは？」と、疑問をもたれる方もいらっしゃるかもしれませんが、そのようなご心配は無用です。

テロメア自体は、人の遺伝情報には直接的に関与しない、あまり意味のない繰り返し配列だからです。けれども**テロメアがあるおかげで、細胞分裂時、DNAは正確にコピーされ、それぞれの娘細胞《じょうさいぼう》※に正しく分配されるのです。**

先ほど、私は、「個々の細胞レベルで見るなら、老化は生まれた直後から始まっているとも言える」と述べましたが、このテロメア短縮化をもとに説明するなら、老化のプロセスはすでに母親の子宮にいるときから、始まっていることになります。

事実、受精卵の段階で１・５万塩基とされるテロメア長は、赤ちゃんとなって生まれるときには１万塩基まで短くなっているというのです。

※塩基……酸と反応して、はたらく化合物のこと。
※娘細胞……細胞分裂の結果として生じる２つ以上の細胞のこと。

長寿のカギを握るテロメアと細胞の老化

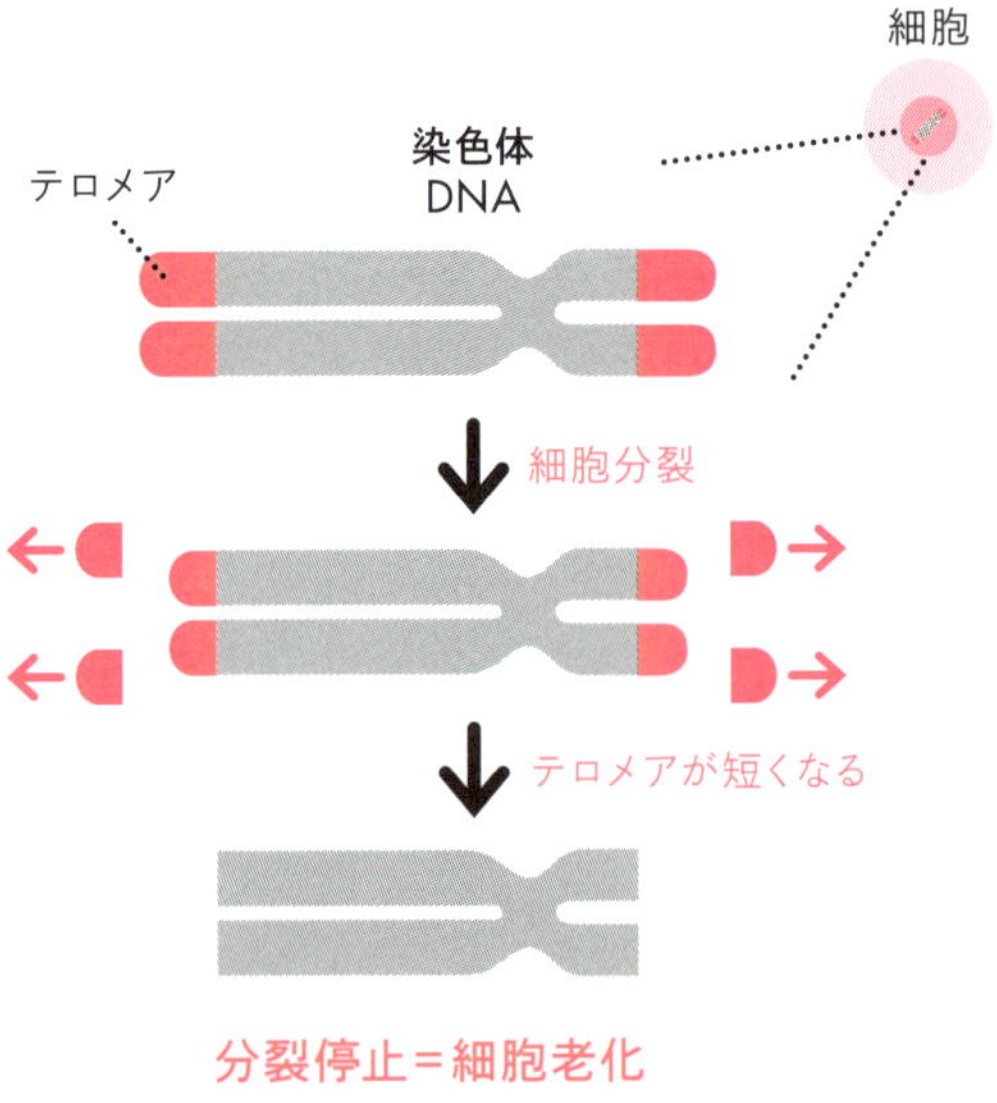

老化・病気のカギを握るテロメア

私たちは、細胞分裂によって新しい細胞をつくり、生命を維持しています。しかし、すでにお話ししたように、テロメアが短くなると染色体は不安定になり、最終的に分裂をやめてしまいます。テロメアの長さは、一般に赤ちゃんより高齢者のほうが短く、ある程度は年齢に比例していますが、個人差が大きく、同じ年齢だからといって長さが同じだとは限りません。また、テロメアの短縮速度も、人によってさまざまです。

「テロメアから、あと何年生きられるかわかりますか？」

こんな質問を受けることがありますが、さすがに、そこまではわかりません。人間の体は、そんなに単純ではありませんから。

しかし、**テロメアが短いということは、それだけ細胞が老化している**、ということは言えます。あとで詳しくお話ししますが、実際、テロメアが短い人は、さまざまな病気のリスクが高くなるという報告もあります。

人のテロメアの長さは、受精卵では約1・5万塩基ですが、先述のように誕生時にはすでに約1万塩基まで減少してしまい、加齢して2000～3000塩基くらいになると、細胞がこれ以上分裂できなくなる（分裂限界）、細胞老化の状態に陥ることがわかっています。

このように、テロメアは細胞分裂の回数を決めていることから、「生命の回数券」などとも言われています。

「早老症」という病気をご存知でしょうか。普通の人よりも4倍の速さで成長する少年の人生を描いたロビン・ウィリアムズ主演の映画などで、この病気を知った人もいるのではないでしょうか？

早老症は、老化の兆候が実際の年齢よりも早く、全身にわたって見られる病気の総称です。

この早老症に分類される病気に共通して見られる症状は、実際の年齢よりも早くあらわれる老化の兆候（見た目の変化）であり、その老化現象が急速に進んでしまうということが特徴です。彼らは、20歳前後で老人のようになり、白内障や四肢末梢の難治性皮膚潰瘍、インスリン抵抗性の強い糖尿病、動脈硬化、脂質異常症、がんなど、たいていは高齢でかかるような老化関連疾患で亡くなっていきます。

また、早老症の共通する原因は、「体細胞分裂不全に伴う染色体異常に起因するタンパク質の異常化」と言われています。すなわち、細胞分裂の際、染色体をコピーする段階で異常が生じ、通常の正しい分裂ができなくなって、異常なタンパク質ができてしまうということです。

そして、そのおおもとには「テロメアが短い」という原因があります。つまり**早老症は、テロメアが短い状態で生まれてくる子どもの病気**なのです。

テロメアの役割

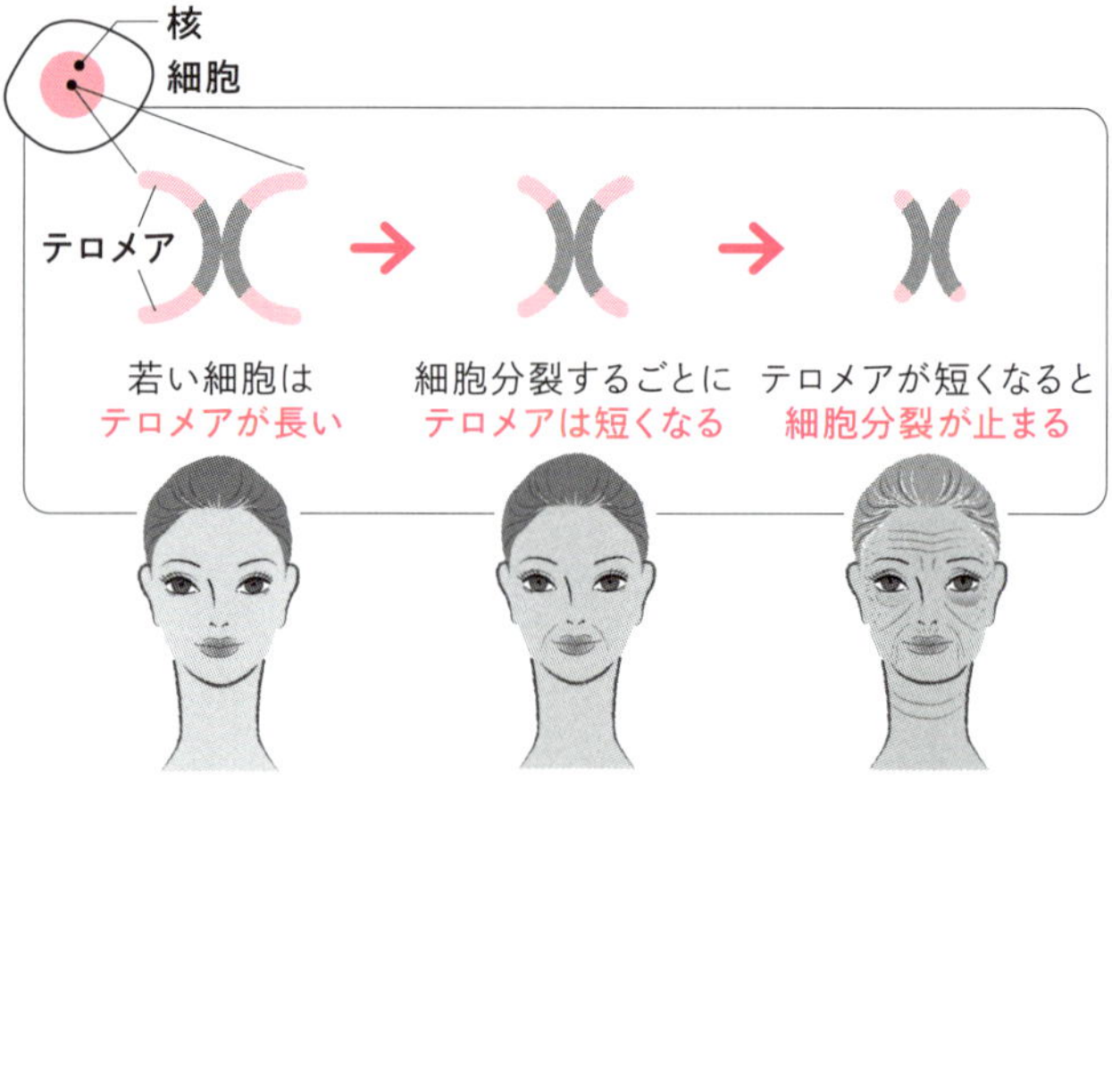

核
細胞
テロメア
若い細胞は
テロメアが長い
細胞分裂するごとに
テロメアは短くなる
テロメアが短くなると
細胞分裂が止まる

テロメアを長くし、健康寿命をのばす

ではテロメアは、すり減っていく一方なのでしょうか。

最近の研究から、運動などの**生活習慣によって、短縮したテロメアが（元の長さに向かって）のびることがわかってきています**。そして、そのカギとなっているのが「テロメラーゼ」という酵素です。テロメラーゼは、テロメアが短くなるのを遅らせたり、さらにのばしたりする働きがあるのです。最近、テロメラーゼ活性成分を含むアンチエイジングコスメなどもあるようです。

もう少し詳しく説明すると、テロメラーゼはタンパク質合成を行う際に必要なリボソームの活性中心部位を構成するリボ核酸（以下ＲＮＡ）成分を含む特殊酵素です。ＲＮＡはいわばＤＮＡのコピーで、このコピーの中にはテロメアの繰り返し配列が存在しています。テロメラーゼは、自身のＲＮＡ成分を鋳型《いがた》

として用いながら、テロメア繰り返し配列を合成することができるのです。

つまり、**テロメラーゼはテロメアDNAを補うことで、テロメアを再建する**のです。これによって染色体自体は保護され、その正確なコピーが新しい細胞のためにつくられ、細胞は自己複製を繰り返していくことができるのです。

とはいえ、私たちの細胞は、いつでも豊富にテロメラーゼを生成し、いつでもテロメアに提供できるわけではありません。

すべての細胞はテロメラーゼ遺伝子をもっていますが、一般の体細胞では細胞が固有の機能をもつようになった後（分化した後）は、発現が停止してしまうか、弱い活性しかもたないため、短くなったテロメアを再び長くすることはできません。

しかし、近年の研究から体細胞のテロメアでも、特殊な環境でテロメラーゼを発現させた細胞は、ほぼ無限に分裂を繰り返す「不死化細胞」になることがわかってきました。そして、これが人の老化防止や、寿命をのばすことになるのでは、と考えられているのです。

テロメアの回数券が復活する不思議な生物もいる

もう一方で生殖細胞（精子・卵子）では、テロメラーゼが常時活性化していて、長いテロメアが維持されています。もし、体細胞と同じようにテロメアDNAがひたすら短くなってしまったなら、子孫のテロメアはどんどん短くなっていき、人類は滅亡してしまいます。そうならないのは、生殖細胞のテロメラーゼがしっかり働いていて、もとのテロメアの長さを維持できているからです。第2章で詳しく説明する幹細胞ではテロメラーゼが一時的に発現し、短くなったテロメアをもとにもどして、細胞分裂が続くようにできています。

ちなみに、がん細胞の多くはテロメラーゼが活性化しており、テロメアが恒久的に維持されるようになっています。がん細胞が無限に分裂・増殖できるのは、このためです。

ところで、地球上にはロブスター、カメ、アサリや牡蠣などの二枚貝、クジラなど、**明らかな老化のない生物が存在しています。これらは体の細胞内でテロメラーゼをつくり出していて、テロメアが短くなることがありません。**

これらの生き物が一体どのくらい長生きするのかは、よくわかっていませんが、記録された動物個体の中では世界最高齢とされる500以上の「しま模様」をもつ二枚貝が発見されています。二枚貝は毎年、年輪のような「しま模様」が1本ずつできていくので、その貝は500年以上生きていると推定されるのです。つまり、日本が戦国時代だった頃から生きていることになります。

おもしろいことに、実はバクテリアには寿命がありません。人間のDNAは直鎖状ですが、バクテリアのDNAは環状です。環状であるということは、末端がないということです。末端がないから、テロメアもありません。テロメアがないから、寿命もありません。バクテリアは何度でも細胞分裂を繰り返すことができるのです。

その「肌老化」テロメアの短縮が原因かも

テロメアが短くなると、私たちの体はさまざまな形で衰えていきます。若い頃は体力に自信のあった人が、加齢とともに病気にかかりやすくなるというのは、よくあることです。つまり、それが「老化」というものです。

老化が進むと、肌はたるみ、シミやくすみ、シワが目立ち、白髪、骨量の低下……といった現象が起こります。こうしたことはテロメアの短縮と深く関わっているのです。

たとえば、皮膚を見てみましょう。皮膚はいちばん外側から、

・表皮
・真皮
・皮下組織

これらの3層より構成されています。表皮は主にケラチノサイト(角化細胞)で構成され、その他にメラノサイト、ランゲルハンス細胞があります。表皮のもっとも外側には角質層があり、ヒアルロン酸などの天然保湿因子や細胞間脂質が肌の水分を保持し、異物や外的刺激が侵入しないよう防御するバリア機能を備えています。また、表皮の下の真皮は、強靭な線維性結合組織（線維芽細胞）で、ここで肌のハリや弾力に欠かせないコラーゲンやエラスチンなどがつくられます。

しかし、加齢に伴ってヒアルロン酸や脂肪が減るにつれて、肌のバリア機能は失われていきます。メラノサイトが老化するとシミができたり、顔色が悪くなったりします。コラーゲンやエラスチンの量も減少して、見た目も老けてきます。そうした人の細胞の内部をみると、テロメアが短縮していることがわかります。皮膚細胞の分裂する能力が、低下していることがわかるのです。

老いても皮膚細胞が分裂を続けられる人もいますが、それは酸化ストレスに晒される回数が少ないことや、テロメアが長いことが明らかにされています。

若い肌と40代以降の肌の違い

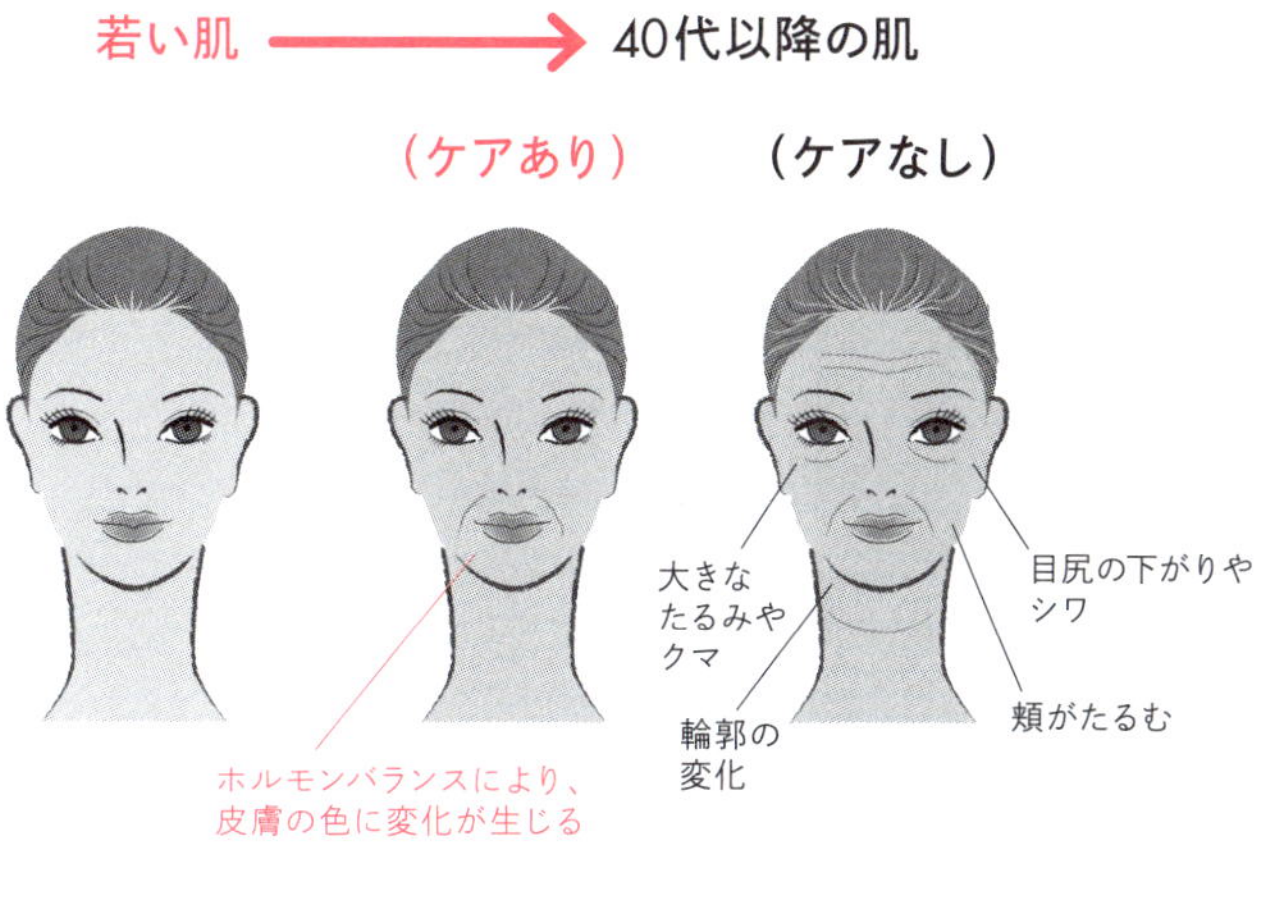

テロメアが短くなると病気になるって本当？

テロメアの短縮は、こうした見た目の変化だけではなく、すべての加齢関連疾患の事実上の原因となります。

たとえば、一般的な遺伝子の変異によって生まれつきテロメアが短い人は、心血管系の病気にかかりやすく、また血液細胞のテロメアの長さが短いほうから3分の1の域内にある人は、心血管系の病気になるリスクが4割増すことが報告されています。

肺の病気でも、喘息や慢性閉塞性肺疾患、肺線維症などにかかっている人は、健康な人に比べて、免疫細胞や肺の細胞のテロメアが短く、とくに肺線維症は、テロメアの保持がうまくいかないことが原因で起きることがわかっています。

さらに、**テロメアが短い人は、脳血管疾患のリスクが高くなる、がんになりやすい**、といったことも確認されています。

テロメアが短いとかかりやすい病気

がん
脳卒中
心筋梗塞
2型糖尿病
肺疾患
高血圧
関節リウマチ
動脈硬化
腎疾患
変形性関節症
変形椎間板疾患
骨粗しょう症
全身免疫不全
加齢黄斑変性症
肝硬変
感染症
エイズ
認知症
ストレス疾患

「炎症」が老化と病気を招く

細胞老化は、がんなどの病気に深く関与するとされ、さまざまな研究が進んでいます。

けれども細胞と老化の明確な関与は、まだ不明な点も多いのです。

近年、「細胞老化関連分泌現象（ＳＡＳＰ）」というものが発見されました。これは、細胞の遺伝子が損傷を受けたり、テロメアが短くなりすぎたりすると、細胞がＤＮＡの危険を察知し、周りの細胞に向けて助けを求めるシグナルを放つ現象です。

ところが、短くなったテロメアは、細胞がＳＯＳを発信しても、それを無視して、細胞にダメージを解消する行動をとらせないようにするのです。すると細胞は、無益なシグナルをずっと送り続けることになり、それによって炎症性サイトカイン（炎症を引き起こす生理活性物質）が体中に散らばり、慢性的な

テロメアと病気の関係

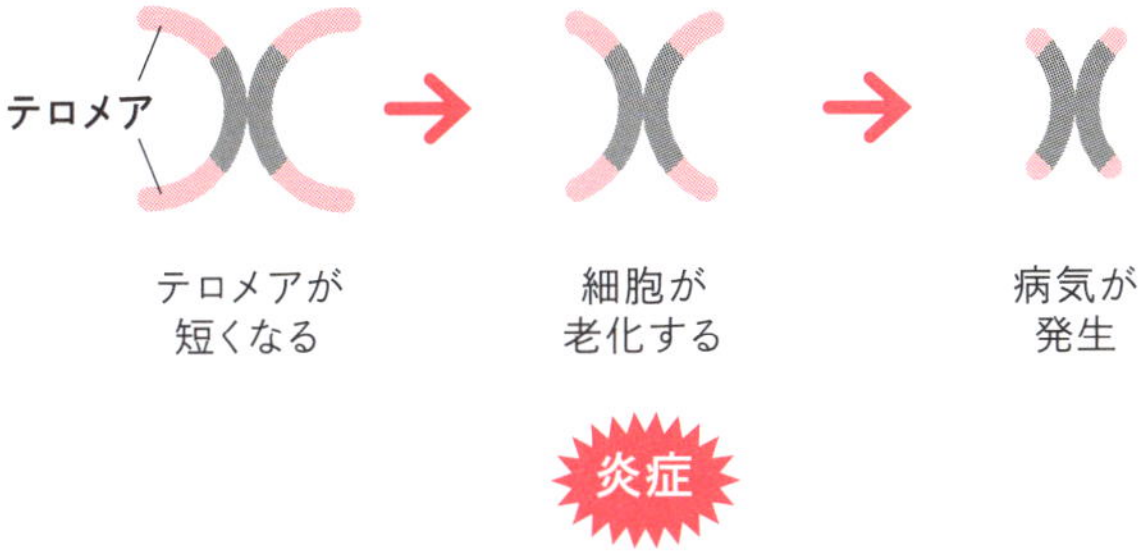

炎症を引き起こすことになります。

慢性的な炎症は、体の組織の機能を妨げ、メタボリック症候群や、がんなどの生活習慣病など、多くの病気の発生に重要な役割を果たすことが、近年、明らかになっています。つまり、**テロメア短縮が「病気への一歩」**だということが、ここでも示されているのです。

しかも、炎症は、テロメアの短縮と細胞老化をさらに引き起こし、老化した細胞はより多くの炎症を引き起こします。

ですから、**できるだけ長く健康寿命を維持するのであれば、慢性的な炎症を防がなければなりません。**それにはテロメアを健康的な長さに保持することが、ぜひとも必要だということです。

細胞の老化を確認できるテロメア検査

テロメアの状態が、がんや動脈硬化といった病気に関係していると思うと、自分のテロメアの状態が知りたくなります。それには「テロメア検査」というものがあります。

誤解のないように先に申し上げておきますが、テロメア検査は決して寿命を測定する検査ではありません。それは寿命はテロメアの長さだけで決まるものではないからです。

しかし、**テロメアの長さは、老化の優れたバイオマーカー**であると考えられています。

ですから、テロメア検査で個々人のテロメアの状態を把握することで、個別の対策を講じることが可能です。

つまりテロメラーゼ活性の強化など、加齢に伴うテロメア短縮の速度を低下させるための対策により、老化を遅らせて、寿命を延長することができます。テロメア検査で知ることができる生物学的年齢は、加齢疾患にかかりやすいかどうかなど、加齢に伴う問題の早期発生予測や、病気予防のために生活習慣の改善を検討しようとするのに役立ちます。**病気になる前に、その原因となっている要素を取り除いて、健康長寿を達成することが可能なのです。**

現在、日本でテロメア検査を行っているのは、

・ディファイタイム・サイエンス・ジャパン
・ミルテル
・免疫分析研究センター

の3社です。それぞれにメリット、デメリットはあるかと思いますが、さまざまな観点から総合して私が推奨しているのは、ディファイタイム・サイエン

ス・ジャパンのテロメア検査です。

同社のテロメア検査＝「ＴＡＴ（Telomere Analysis Technology）」の分析は、スペイン国立がん研究センターの派生機関として、２０１０年に設立されたライフ・レングス社で行われています。

ライフ・レングス社は、染色体レベルでテロメアの長さを個別に測定する技術をもっている世界で唯一の企業です。

つまり、ライフ・レングス社のＴＡＴの大きな特長は、１つ１つの細胞のテロメアの長さを測って分析しているという点です。

ほかの検査会社では、個々の細胞についてではなく、細胞集団の内部に存在するすべてのテロメアの長さを総合して得た平均のテロメア長で判断しますが、それでは正確なことはわかりません。

たとえば、平均テロメア長が比較的良好と出たとしても、実際は極端に短いテロメアがいくつか存在しているかもしれません。健康や病気のリスクを予想する場合、平均のテロメアの長さを測定しても、ほとんど意味がないのです。

老年期に健康状態の悪化をもたらすと考えられるのは、テロメアの平均の長さがどのくらいかではなく、テロメアが致命的に短くなった細胞が体内にいくつあるか、なのです。

すなわち、長いテロメアと短いテロメアをたくさんもっている人と、その平均と同じくらいの長さのテロメアを均一にもっている人がいたなら、この2人の老化の程度は同じではなく、短いテロメアをもっている人のほうが、ずっと老いているということなのです。

そういう意味で、個々の細胞のテロメア長を測定するということは、非常に有用なことなのです。そして、短いテロメアが多ければ多いほど、細胞老化が進んでいることになり、加齢関連疾患のリスクも高いということになります。

Q－PCR（定量PCR）というのは、日本の他社が行っているテロメア検査方法です。これは確かに、たくさんの人のテロメアを調べることができますが、1つ1つの細胞を調べるわけではありませんから信頼度が低く、臨床的価値も評価されていません。

それに対して、ライフ・レングス社のＴＡＴは、すべてに優れていると評価することができます。Ｑ－ＰＣＲは、言ってみれば「おおよそ、あなたのテロメア年齢は何歳ですね」というものですが、ＴＡＴはテロメア年齢を平均値でなく中央値でみています。もちろんＴＡＴは平均値で出すことも可能ですが、中央値で出すほうが自身の細胞のテロメア長をきちんとみていることになるのです。

また、ＴＡＴはその人のテロメア長の下位20パーセント（20パーセンタイル※）を詳細に検討し、短いテロメア長を測定します。

つまり、テロメア長の中央値はテロメア長分布で50パーセンタイルをあらわしていますが、20パーセンタイルが示すテロメア長には、短いテロメア長がどれくらいの長さになっているのかを示す結果であり、この値が病気になりやすいかどうか決定していると言っても良いと思います。

ですから、

「あなたの細胞のテロメアでテロメアの長さが短いほうから20パーセントのところに位置するテロメアの長さはこれくらいですよ。これは病気になるリスクが高い状態ですから、こういうことを改善する必要がありますよ」

というのがTATなのです。

要するに、平均テロメア長は、年齢とは相関関係があるかもしれませんが、健康問題としてはそれほど重要なバイオマーカーではないということです。それよりもっと重要なことは、**テロメアのうち、いくつかが致命的に短くなっているかということです。なぜなら、テロメアが極端に短くなると、テロメアが短くなっている細胞はDNAがむき出しになっているため、DNAがダメージを受けやすくなり、ゲノム（遺伝情報）と細胞全体に大打撃を与え始める**からなのです。

※パーセンタイル……計測値の分布を小さい数字から大きい数字に並び替え、パーセント表示することによって、その並び替えた計測値においてどこに位置するかを測定する単位。

不健康な生活習慣は、テロメアが短くなりやすい！

２０１９年に１１６歳の日本人女性が世界最高齢でギネス認定された、と発表されました。実は人間の理論的な最高年齢は１２５歳と言われています。これはテロメアが２０００～３０００塩基まで減ったら人は死ぬ、ということに基づいて計算された年齢です。どんなに健康的な生活を送ったとしても、人は自然に進行するテロメア短縮の前では無力です。決して１２５歳以上生きることはできないのです。

ちなみに、証明可能な範囲において、１２０歳を超えて生きた人は、これまでに１人しかいません。１２２歳１６４日の人生を生き抜いたフランスのジャンヌ・カルマンさんという女性です。

すでにお気づきのように、テロメアが短くなるもう1つの理由は、テロメアの短縮の加速化です。そして、自然に起きるテロメアの短縮と、加速したテロメアの短縮は、体のすべての細胞で同時に起きています。私たちが阻止すべきは、もちろんテロメア短縮の加速化です。これを防止することが健康寿命をのばす、大きなカギであることは間違いありません。

具体的にすべきことは、テロメアを短くする要因を避け、テロメアを守る、あるいはのばす生活習慣や環境を積極的に取り入れることです。

まず、テロメアの短縮化を引き起こすものですが、これは次の不健康な生活習慣に関係します。

・不規則な食生活や偏食
・運動不足
・喫煙、過度の飲酒
・精神的なストレス

こうした生活習慣は活性酸素などのフリーラジカルの生成や炎症を生じさせ、テロメアの短縮化を加速させます。

「糖化」は「老化」
エイジングケアに効果的な生活とは

テロメア研究の業績で２００９年にノーベル生理学・医学賞を受賞したエリザベス・ブラックバーン博士らは、生活習慣とテロメアの関係についての研究成果をまとめた本を２０１７年に出版しました。

そこで紹介されているのは、

・心理的ストレスにさらされていないか
・睡眠を十分にとっているか
・適度な運動をしているか
・健康的な食事を摂っているか

といったことと、テロメアの状態との関係です。

とくに強調しているのが、心理的ストレスとの関係。ちょっとしたストレスでは、テロメアはダメージを受けませんが、**強いストレスが長期にわたって続けば、テロメアは大きな打撃を受けることになります。**

たとえば、家族の介護の年数が長いほど、テロメアは減って短くなります。仕事のストレスによる燃え尽き状態や、災害に見舞われるなどの深刻なトラウマもテロメア損傷に関連することがわかっています。そして、悲観的な人はストレスに反応しやすく、健康に悪影響があり、10代の若者や健康な人でも悲観的であるほど、テロメアが短いことが研究により明らかにされました。

こうした心理的ストレスをはじめ、病気、かたよった食生活、慢性炎症などは、体内で高い酸化ストレスを引き起こし、活性酸素などのフリーラジカルを発生させ、テロメアを急速に短縮させるのです。また、そこから生じたテロメアの短縮が、さらに心血管障害や免疫機能の低下などの加齢関連疾患の早期発症などを招いて、悪循環に陥ることになってしまうのです。

毎日5〜6時間しか眠っていない高齢者のテロメアは短い傾向にあり、7時間以上眠っている高齢者の場合は、中年の人と同じかそれ以上の長さだったと報告されています。**質の悪い睡眠や睡眠負債、睡眠障害などは、テロメアの短縮と関係があるのです。**

また、座ってばかりいる人のテロメアは、少しでも運動をする人に比べて短いことが確認されています。ただし、極限的な運動を行っている人の筋肉細胞のテロメアには短縮が認められたという調査報告があり、**テロメアのためだけなら過酷な運動をする必要はまったくない**ということです。

食事は、**野菜や果物や全粒穀物、豆類、魚をはじめとする低脂肪で高品質のタンパク質を多く摂ることです。**こうした食生活を送っている人は、テロメアが長い傾向にあります。韓国で行われた、中高年を対象にした集団研究によれば、この食習慣を守って野菜や魚をたくさん食べている人は、10年後、レッドミート（牛肉・羊肉など）や精製食品や加工食品をたくさん食べてきた人に比べて、テロメアが長かったという結果が出ています。

そのほか、糖分を多く含む飲み物や食べ物をたくさん摂る人や、バターの摂取量が多く、野菜・果物不足の人、脂肪、なかでも飽和脂肪酸やオメガ6多価不飽和脂肪酸（リノール酸）、加工肉の摂取量が多い人は、テロメアが短いことが確認されています。

とくに、近年、非常に問題となっているのが、「糖化」です。

糖化は、

・体に過剰な酸化を引き起こす
・酵素のタンパク質を変性・劣化させて、抗酸化能力を失わせる
・体内に悪玉物質をつくる

などの問題を引き起こします。

もう少し、説明しましょう。

糖化とは、食事などによって摂りすぎた糖とタンパク質が結合（メイラード

反応）する現象のことで、これによって終末糖化産物という物質ができ、これが体内で酸化ストレスを引き起こすのです。

私たちの体の中では、さまざまな化学反応が起こっていますが、それぞれの反応を起こすための触媒として働いているのが酵素です。その酵素の主要な構成要素はタンパク質ですから、酵素が糖と結合すると構造が変化（変性・劣化）して、酵素本来の働きができなくなってしまうのです。そこで、テロメアとの関係において問題になるのが、抗酸化酵素です。抗酸化酵素が被害を受けると、体内に発生したフリーラジカルを防御する機能が低下し、多くの細胞がフリーラジカルの攻撃にさらされることになります。

つまり、体の中の酸化ストレスが、どんどん進行するというわけです。

この糖化の典型が糖尿病です。そして、糖尿病患者は、テロメアが短いことが知られています。

テロメアを維持するために積極的に摂りたい栄養素

◎ビタミンC

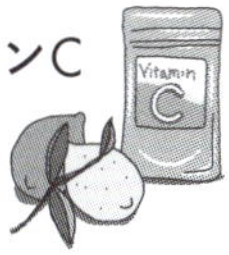

◎ビタミンB

◎葉酸

◎βカロチン

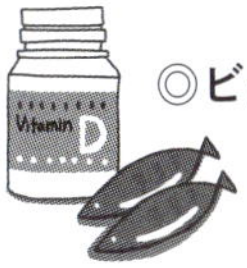

◎ビタミンD

◎オメガ3脂肪酸

◎ポリフェノール
（抗酸化物質）

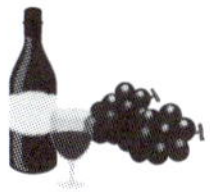

テロメア短縮を予防し、老化を止める運動、食事、睡眠

ここで、**テロメアの短縮の予防に効果的な生活習慣**を簡単にまとめておきましょう。

【運動の習慣化】

・ウォーキング、体操などの適度な有酸素運動を1日30分、週に6回行う

・家事や暮らしの中で体を動かすなど活動的に過ごす

【健康的な食事】

・全粒穀物、野菜、果物、ナッツ類、豆類、オメガ3脂肪酸などで構成された、ホールフード（野菜であれば、皮や根っこまで、魚であれば頭から尻尾まで、素材丸ごと）の食事を積極的に摂る

【質のよい睡眠】

・睡眠をしっかりとる。7時間睡眠（23時就寝〜6時起床）が理想
・睡眠時無呼吸やいびき、不眠の作用を最小限にするよう心がける。不眠に陥ったときには、穏やかな思考で不安を和らげるようにつとめる

【心理的ストレスの管理】

・ストレスフルな出来事に前向きに対処するように努力する
・あまり悲観的になりすぎない
・楽しいことをする
・気分転換をする
・幸せをかみしめる
・細かいことにこだわらない
・完璧主義を捨てる
・呼吸や鼓動に意識を集中させる瞑想法を取り入れる

・ソーシャルサポートを活用する

適度な運動や適切な食事、良質な睡眠、ストレスをためないなどは、いずれも昔から健康長寿の秘訣とされてきたことです。それが、そのままそっくりテロメアを守る対策になることは、当然といえば当然です。

こうした生活習慣は、テロメアのために、真っ先に私たちが行うべきことです。では、それを実践したとして、そのほかにテロメアの短縮化を遅らせる程度にまで、テロメアをのばすために必要なテロメラーゼを細胞内でつくるには、どのような方法が考えられるでしょうか。

それは、

1 薬剤によるアプローチ

2 サプリメントによるアプローチ

3 遺伝子治療

の3つです。

これらの研究・開発は、現在多くの研究機関で、活発に行われています。

なかでもアメリカ・ネバダ州のバイオテクノロジー企業シエラ・サイエンス社の創設者であり、「ヒトテロメラーゼ」の発見者であるビル・アンドリュース博士が開発した、テロメラーゼを誘導活性化する分子「TAM」（Telomerase Activating Molecule）は、世界中で注目されており、TAMを配合したスキンクリームや口内投与型スプレー、アイパッチ、サプリメントなどが、すでに商品化されています。

なんと、医学はここまで進んでいるのです。

アンドリュース博士は、**「老化は病気」だと言っています。そして、さらに、老化は「テロメア短縮病」だと言います。**

それは、老化を治療するには、何よりテロメアが重要だということにほかなりません。

1章のまとめ

・老いの原因は、細胞の老化

・老化はテロメア短縮病、つまり病気である

・テロメアは、健康長寿の重要なキーワード

・テロメアが短いと、がん、脳卒中、心筋梗塞などの病気にかかりやすい

・病気リスクの診断にテロメア検査が有効

第2章

細胞を若返らせて、老化を巻き戻す！

再生医療で体と肌はどう変わるの？

「細胞を若返らせる」というと、真っ先に「再生医療」を思い浮かべる方も多いのではないでしょうか。iPS細胞の作製に成功した京都大学山中伸弥教授が2012年、ノーベル生理学・医学賞を受賞して以降、新しい医療として話題を呼んでいますが、**では再生医療とは一体どんな医療なのでしょうか。**

日本再生医療学会では、再生医療とは「機能障害や機能不全に陥った生体組織・臓器に対して、細胞を積極的に利用して、その機能の再生をはかるもの」と定義しています。簡単にいうと、細胞を使った医療——「細胞医療」です。

これには、第1種、第2種、第3種の技術分類があり、

・第1種　「人の胚性幹細胞／人工多能性幹細胞／人工多能性幹細胞様細胞」、「遺伝子を導入する操作を行った細胞」、「動物の細胞」、「投与を受

ける者以外の人の細胞」を使った医療

・第2種　「幹細胞」を使った医療

・第3種　たとえば免疫細胞療法のように、第1種および第2種に該当しない場合

とされています。したがって後述する、私どものクリニックが医薬品として用いている「幹細胞培養上清液」は、再生医療には属していません。

さて、私たちの体は、約37兆個の細胞からできており、その始まりは1個の受精卵です。受精卵が細胞分裂によって「胚」になり、さらに細胞分裂を繰り返して多種多様な細胞に成長し、同じ働きをする細胞が集まって組織を構成します。そして、組織が組み合わさって器官をつくり、器官が集まって器官系を形成するという形で、全体として統一のとれた、生命活動を営む個体（人間）が形成されます。

この過程で、細胞がそれぞれの役割に応じて成長することを「分化」といい

ます。

たとえば、肝臓になる細胞は、肝臓としての役割を果たすために、それに見合った形や機能を持たなければなりません。皮膚になる細胞も、それにふさわしい機能を持たなくてはなりません。それぞれの細胞がこういった役割を持つように変化したことを細胞が「肝臓の細胞に分化した」、「皮膚の細胞に分化した」といいます。

一方、前章でお話ししたように、一般の体細胞では、細胞が固有の機能を持つようになった後（分化した後）は、テロメラーゼ活性が弱くなり、増殖することができなくなって、やがて死んでいきます。たとえば、フケや垢は、皮膚の死んだ細胞が剥がれ落ちた結果です。しかし、その下にはすでに新しい皮膚があります。

人間の体は、なぜこんなことができるのか？　その秘密は、「幹細胞」にあります。

3つに分かれている再生医療

種類	危険性	内容
第1種	高	他人の細胞を培養、加工したものを使う医療など。例：iPS細胞、ES細胞
第2種	中	培養した自分の幹細胞を使う医療など。例：体性幹細胞
第3種	低	活性化リンパ球を使ったがん治療など。例：がん免疫細胞

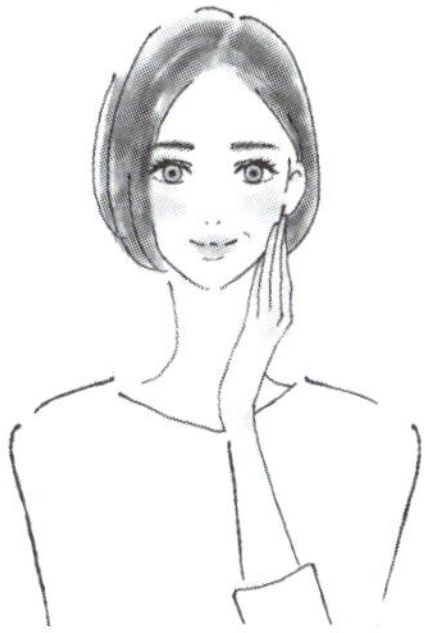

肌の再生を助ける幹細胞

幹細胞は「未分化の細胞」で、ほかの細胞には見られない大きな特徴があります。それは「自己複製能」「多分化能」という2つの能力をもっていることです。

自己複製能とは、幹細胞が分裂して2つの細胞が生じた際、1つを自らの複製とし、幹細胞自身を生み出す能力。多分化能とは、分裂したもう1つの細胞（一過性増幅細胞／前駆細胞）を異なった機能を持った細胞に分化させる能力です。

私たちの体は、200種類以上の細胞で構成されていますが、幹細胞のこの2つの能力がなければ、こんな数の細胞を生み出すこともできませんし、新しい細胞をつくることもできません。

つまり、**幹細胞は、発生（受精卵から成体になるまで）の過程や、組織や器官の維持において、細胞を供給する役割を担っているのです。**たとえば、私たちがケガをしたり、病気になったりして、細胞が傷ついたり、死んでしまったりすると、幹細胞はそれらの細胞の修復や補充をします。そうすることで、幹細胞は私たちの健康を保っているのです。

わかりやすい例として、皮膚（肌）をみてみましょう。

皮膚は、外側から表皮、真皮、皮下組織の3層からなり、表皮はさらに角層《かく》、顆粒層《かりゅう》、有棘層《ゆうきょく》、基底層《きてい》の4層に分かれています。古い表皮細胞は、角層へと押し上げられ、性質を変えながら角質という死んだ細胞になり、垢となって剥がれ落ちていきますが、最も下の基底層では、新しい細胞が継続的につくられています。これは基底層に、表皮の幹細胞が含まれているからで、ターンオーバーの周期をつかさどり、表皮を生まれ変わらせているのです。

このように、表皮は細胞が継続的に分裂し、更新される組織です。そして、この特定の組織再生のために働く幹細胞は、「組織幹細胞」と呼ばれています。

一方、「多能性幹細胞」と呼ばれる幹細胞があります。「ES細胞」や「iPS

細胞」がそれで、前者は胚の中に存在する細胞を培養してつくられる細胞であり、後者は人の皮膚などの体細胞をもとに、培養してつくられる細胞です。これらの多能性幹細胞は、特定の組織の中の細胞にしかなることのできない組織幹細胞とは違い、人の体の中で見出される、どのような種類の細胞にもなれる幹細胞です。

２０１２年にノーベル賞を受賞したｉＰＳ細胞は、２０１４年には同細胞からつくった網膜の細胞を移植した臨床研究が始まったことなどが、メディアで取り上げられたため、その名前をご存知の方も多いと思います。

また、患者さんの細胞からつくったｉＰＳ細胞由来の細胞を用いて、難病治療薬を探索する研究も進み、２０１７年には進行性骨化性線維異形成症の候補薬の治験が始まっています。２０１８年には大阪大学で重症心不全に対して、京都大学でパーキンソン病に対してｉＰＳ細胞の臨床研究が始まっています。

安全性の高い「幹細胞治療」

幹細胞の性質を利用した治療を「幹細胞治療」といい、なかでも骨髄などに存在する造血幹細胞は、半世紀以上前から研究され、臨床応用も多数行われています。しかし、組織によっては生体内から幹細胞を分離することが困難で、治療に用いることが難しいものもあります。

たとえば、脳や心臓などの組織幹細胞がそれです。

そこで注目されているのが「間葉系幹細胞」です。間葉系幹細胞は組織幹細胞の1つで、適切に培養すると骨、軟骨、筋細胞、脂肪、神経細胞など、いくつかのタイプの分化細胞になることができ、その上、骨髄や脂肪組織、歯髄などから、比較的容易に得ることができます。

また、間葉系幹細胞は、人の体の中に存在する幹細胞ですから、胚を使用するES細胞に比べて、生命倫理上のハードルが低いという利点があります。さらに、ＥＳ細胞やｉＰＳ細胞に比べて「がん化リスク」※が低いため、安全性が高いというメリットもあります。

以下は、間葉系幹細胞を得ることができる組織です。

・骨髄
・脂肪
・さい帯
・胎盤
・歯髄
・滑膜《かつまく》、関節液

※「がん化リスク」……初期のｉＰＳ細胞の研究では染色体に遺伝子を取り込ませる方法や発がんに関連する遺伝子を使っていたため、ｉＰＳ細胞のがん化リスクが懸念されていた。

幹細胞治療でケガや病気は治せる！

幹細胞治療には、２つのメカニズムがあります。

その1つは、幹細胞そのものを移植して、ケガや病気を治すというものです。すなわち、移植した幹細胞自体が増殖していって、心臓に移植したなら心筋細胞になる、というように、幹細胞が体細胞にダイレクトに変化していくというメカニズムです。

少し前までは、この考え方が主流でした。ところが、最近になって、その移植した幹細胞が、「理論通りに変化していないのではないか」ということがわかってきました。幹細胞を移植すると、その幹細胞は2週間くらいで、ほとんど死滅してしまうのです。このことは、すでに多くの論文で証明されています。

たとえば、こんな報告があります。幹細胞を静脈点滴で投与した場合、幹細胞の生存率は1パーセントで、99パーセントはすぐに死滅したというのです。しかも、生存していた1パーセントもほとんど、患部には届いていなかったのです。点滴で静脈に入った幹細胞は、下大静脈へ行き、そこから心臓へ行き、肺に行って、肺の毛細血管にトラップされてしまうためです。

また、幹細胞の局所注射を例にすると、膝が悪い人に注射をした場合、10〜30パーセントくらいしか幹細胞は生存できず、その生存した幹細胞も1〜2週間で死滅してしまったということです。

つまり、幹細胞を移植しても、幹細胞自体が心臓に病気を持つ人の心筋になったり、膝の軟骨になったりするということは、ほとんどないということです。

しかし、幹細胞を移植すると、症状に対し若干の効果が認められます。

では、その効果は何によるものでしょうか。その秘密は、「幹細胞が自ら分泌する物質」にありました。

幹細胞は、数百種類以上のサイトカイン、成長因子、ケモカイン、エクソソームといった、多くの生理活性物質（生体に作用し、種々の生体反応を調節する物質）を分泌しています。幹細胞移植を行った場合、幹細胞から分泌されたこれらの生理活性物質が細胞に作用するため、「若干の効果が認められる」と考えられるのです。

そして、この分泌物の作用効果が、幹細胞治療のもう1つのメカニズムです。具体的には、幹細胞を培養して、その際つくり出される液性成分（培養上清液）を用いて治療を行います。幹細胞培養上清液を投与すると、その生理活性物質が、もともとある投与された人の幹細胞に作用して、機能が低下している細胞を改善させることができるのです。たとえば、心臓病の人に幹細胞培養上清液を投与すれば、投与された人の幹細胞に作用して、心筋になっていく可能性があるということです。

このように、**投与された細胞からの分泌物が、投与を受けた幹細胞に作用することを「パラクライン効果」と言い、近年、この効果を狙った幹細胞医療が注目を集めています**。

従来の幹細胞移植には、がん化のリスクや、規格化、投与法、培養法などに困難が伴うなどの問題がありましたが、この治療法によってそれらが解決され、修復医療という新たな分野が開かれたと言えるでしょう。

「幹細胞培養上清液」で体の老化を修復・改善

私は2016年より、この幹細胞培養上清液を用いた治療に注力しています。幹細胞培養上清液は、前出した歯髄、骨髄、脂肪、さい帯などの組織の間葉系幹細胞を利用してつくられますが、私が特別顧問を務めるクリニックでは乳歯歯髄幹細胞を採用し、独自のプロトコルで精製しています。

このクリニック独自の乳歯歯髄幹細胞培養上清液の総称を「SGF（SOLARIA Growth Factor）」と呼んでいます。この**培養上清液には体を修復するのに必要なサイトカインやエクソソームが含まれており、さまざまな病気やアンチエイジングに効果が出ているのです。**

SGFは、8～12歳までの乳歯の歯髄の中にある幹細胞を培養し、その培養液を吸引・洗浄後、回収用の培養液を添加します。そして48時間後に回収し、細胞を0・22ミリメートルのフィルターにて除去。顕微鏡で細胞が1個も入っていないことを確認し作製します。

また、このときに幹細胞のＲＮＡを抽出して９つのウイルスチェックを行い、培養途中の細菌培養やエンドトキシン（内毒素／細菌の細胞壁に存在し、その菌体の破壊によって遊出してくる毒素）濃度を測量して、上清液にウイルスや細菌などが確実にない状態にしています。

このように徹底した管理下で作製されたＳＧＦは、規格化された高品質の上清液であり、さまざまな効率的な投与方法が選択可能です。

投与方法は、

・点滴
・局所投与
・点鼻

などがあります。メスを使わないため治療の際の痛みが極めて少なく、副作用はほとんど確認されていません。

医療界からも注目される「エクソソーム」って何？

私がなぜ歯髄幹細胞を採用したのかというと、乳歯歯髄幹細胞培養上清液が、とくに多くの種類と量の生理活性物質を含むことが報告されているからです。なかでも最近のトピックは、細胞から分泌される小胞の1種である「エクソソーム」です。

エクソソームは、さまざまな細胞から分泌される直径40～100ナノメートルの小型の膜小胞で、生体ではだ液、血液、尿、髄液、羊水など、ほとんどの体液中に存在しています。

表面は、細胞膜由来の脂質、タンパク質を含み、内部にはDNAなどの核酸や、種々の分泌細胞由来のタンパク質などを含んでいます。多胞性エンドソームと呼ばれる細胞内小胞の中でつくられ、多胞性エンドソームが細胞膜と融合することにより、細胞外へと放出されます。

エクソソームの重要な機能として注目されているのは、離れた細胞や組織への情報伝達機能です。すなわちエクソソームは、遺伝子の微調整を司るｍＲＮＡ（メッセンジャーＲＮＡ）やｍｉＲＮＡ（マイクロＲＮＡ）を内包することで、細胞間、組織間でのコミュニケーションツールとしての役割を果たしているのです。

たとえば、感染性病原体や腫瘍に対する適応免疫応答の媒介、組織修復、神経伝達や病原性タンパク質の運搬などの役割がそれです。

エクソソームの発見は、今から30年ほど前ですが、当初は細胞の不要物的な存在としか認知されず、その機能や存在意義などは長い間、不明でした。しかし、近年では、今お話ししたように、ＲＮＡなどを運ぶ新たな細胞間情報伝達媒体として注目されており、その生理的または病態生理機能の解明が急速に行われています。

最近の研究では、エクソソームやその他の細胞外小胞に内包されるｍｉＲＮＡのサブセット（亜集団）が、これらを分泌する腫瘍細胞種によって異なることが明らかにされています。そのため、エクソソーム由来のＲＮＡは、がんを含むさまざまな病気のバイオマーカーとしても注目されています。

国内の例をあげると、**国立がんセンターが、血中のエクソソームによる大腸がんの早期診断法を開発したという報告があります。**

また、アメリカにはエクソソーム中のＲＮＡを利用した体液診断法の開発を進めている企業があります。

このように、国内外のいろいろな研究機関や企業が、エクソソームを利用した病気の診断法や治療法の開発に取り組んでいます。

さらに、アメリカでは、このエクソソームのみならず、「微小小胞体（Microvesicles）」、「アポトーシス小体（Apoptotic Bodies）」という間葉系幹細胞由来の細胞外小胞、合わせて３種類の細胞外小胞を利用した診断や治療の研究が始まっています。

具体的には、心臓、腎臓、肝臓、肺の病気や、創傷などが対象とされており、

エクソソームによる細胞間情報伝達の仕組み

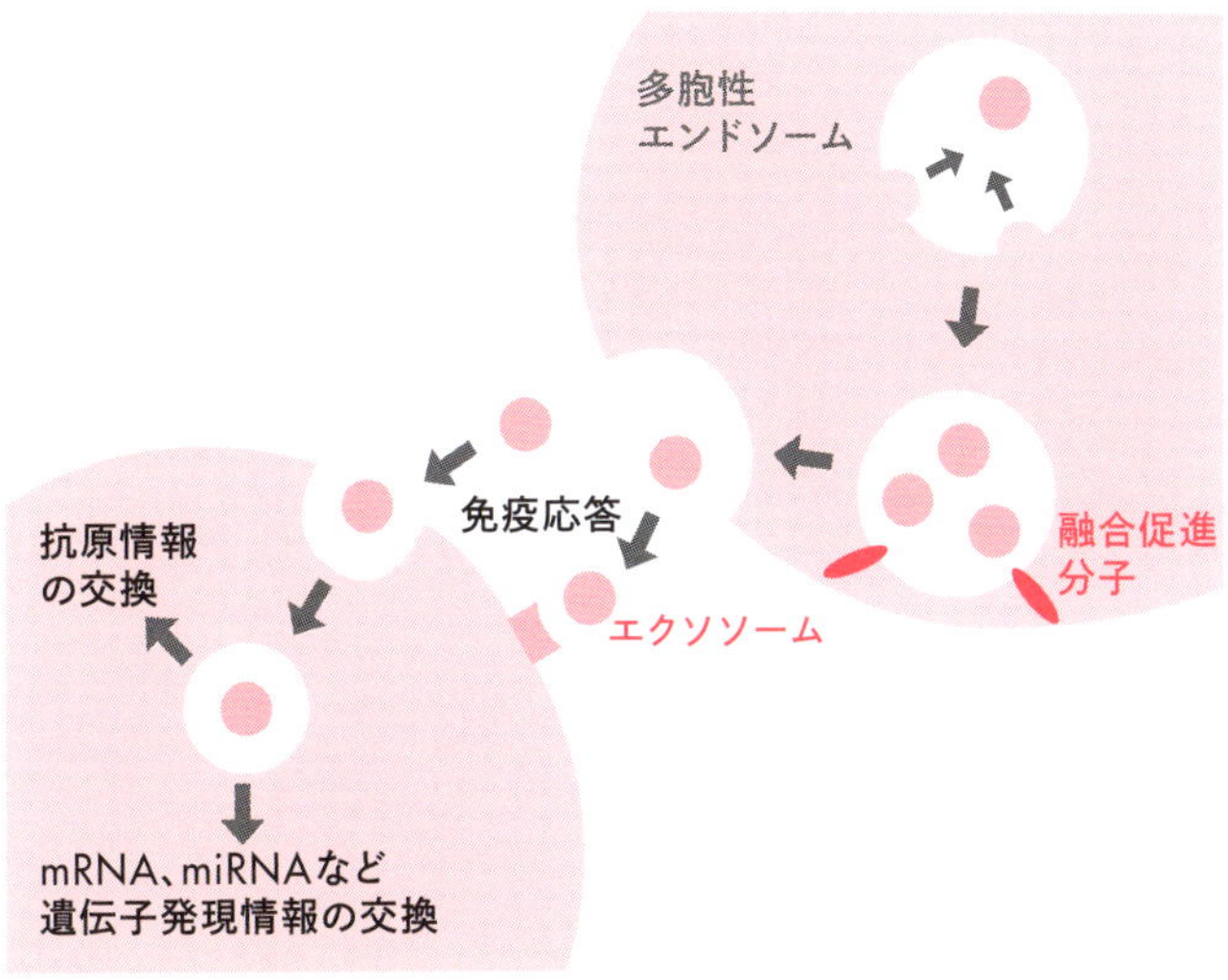

すでに急性呼吸不全に対しては、米国国立衛生研究所（ＮＩＨ）が臨床試験を承認し、現在フェーズ１（第1相試験）が実施されています。試験の結果はまだ出ていませんが、これに関する論文が２０１８年7月に発表されています。

こうしたことからもわかるように、**今や世界の再生医療は、細胞そのものを利用する治療から、「パラクライン効果」を中心とした治療に、軸足を大きく移しつつあるのです。**

身近になりつつある「安全な再生医療」はどれか

エクソソームは、それを分泌した細胞の種類によって、含まれている物質（構成分子）が大きく異なります。

免疫細胞由来のエクソソームには抗原ペプチドMHC複合体や、多様な抗原が含まれており、免疫細胞間での抗原情報の交換や、免疫細胞の活性化・不活性化など、さまざまな免疫応答を制御する可能性を示しています。

また、がん細胞が出すエクソソームには、血管新生や免疫逃避に関連する分子が多数含まれており、がんの進展を促進するのに寄与していると考えられています。

ということは、幹細胞培養上清液のエクソソームも、使用した幹細胞が何に由来しているかで、その内容が異なるということになります。

では、乳歯歯髄幹細胞培養上清液であるSGFのエクソソームは、どのような特徴をもっているのか――。

結論から先に言うと、SGFのエクソソームは非常に安全性の高い、有用なものなのです。説明よりも、まずその効果を知りたいという方は先に第4章をお読み下さい。

SGFの安全性の根拠となる論文があります。研究チームは、次の4つの幹細胞の培養上清液を調べました。

1 乳歯歯髄幹細胞
2 脂肪幹細胞
3 骨髄幹細胞
4 さい帯血幹細胞

分析の結果、骨髄幹細胞と乳歯歯髄幹細胞は、エクソソームを比較的多く出していることがわかりました。それに対して脂肪幹細胞は、ほとんどエクソソームを出していないこともわかりました。

さらに、４つの幹細胞培養上清液のエクソソームを詳しく調べてみると、大きな発見がありました。なんと、乳歯歯髄幹細胞上清液には、がんを増殖させない可能性があることがわかりました。

ほかの３つはというと、骨髄幹細胞はがん増殖を抑えるエクソソームも出ているのですが、同時に、がんを増殖させる働きのあるエクソソームが出ていることもわかりました。つまり骨髄幹細胞のエクソソームは、がんに関しては「諸刃の剣」ということになってしまいます。

脂肪幹細胞上清液とさい帯血幹細胞上清液にも、がんを増殖させるエクソソームが確認されました。しかもさい帯に関しては「炎症」を引き起こすエクソソームも見つかりました。炎症は、慢性化するとＤＮＡの損傷をもたらし、細胞レベルの老化を促進する厄介な現象です。

このように、**脂肪、骨髄、さい帯の幹細胞上清液は、がん増殖などのリスクが伴いますが、乳歯歯髄幹細胞上清液は、今のところがん増殖を抑えるという**

プラスの働きのみで、そうしたリスクはありません。

また、加えて、乳歯歯髄のエクソソームには「造血作用」があり、「滑膜を再生」する働きもあることがわかったのです。

患者さんから、こんな質問を受けることがあります。

「以前、がんを患ったことがあるのですが、ＳＧＦを投与しても大丈夫ですか？」

つまり、患者さんは、幹細胞には成長因子が入っているので、がんがまた成長してしまうのでは、と心配なさっているのです。

「まだまだ研究途中ですが、ＳＧＦにはがんの増殖を促進させるようなエクソソームは出ていないようなので、悪さをすることはないと思います。ただし、ＳＧＦにてがんを治療することもできません」

と申し上げています。

若さの泉は乳歯の歯髄にあり！

もう1つ、米シダーズ・サイナイ医療センター心臓研究所が発表した、興味深い論文があります。同研究所は、心臓の幹細胞が分泌するエクソソームの研究を継続的に行っているところです。

本論文は、**老齢のマウスに若いマウスの心臓の幹細胞を移植したところ、その年を取ったマウスが若返ったというものです。**そして、それは心臓の機能のみならず、皮膚やほかの組織も若返ったことが確認されたというのです。

彼らはこの結果を、若いマウスの心臓の幹細胞が分泌しているエクソソームの働きによるものだと結論づけています。

これと同じようなことが、おそらく乳歯歯髄の幹細胞が分泌しているエクソソームでも行われているだろうというのが、私どもの見解です。

乳歯歯髄幹細胞上清液には、多様な生理活性物質が豊富に含まれていますが、なかでもやはりエクソソームの役割は大きいと考えます。

エクソソームは、これからの科学・医学の中心になり得ると、私は思っています。今はまだわからない部分も多く、それぞれの幹細胞がどのようなエクソソームを分泌しているかも、すべてが解明されているわけではありません。

科学者たちは、1つ1つのエクソソームの細部を調べています。この先、どんなことが発見されるのか、期待は大きくふくらみます。ただ、臨床医の私としては、それも重要だと思いますが、むしろ、幹細胞が出しているエクソソームが、どれだけ患者さんの役に立つか、ということのほうに心が動かされます。

とくに、私どもが作製した**乳歯歯髄幹細胞上清液＝SGFは、言ってみれば「天然物質」です。人工的に合成した薬物には副作用がつきものですが、天然のSGFには副作用がほとんどありません。**加えて、先述のように、がん増殖などのリスクもありません。

しかも、8～12歳の若者たちの乳歯の歯髄です。その年代は、一般には一番元気で健康なはずです。その歯髄幹細胞からふんだんに出ている、エクソソームをはじめとする生理活性物質に「力」がないわけがない、と思うのです。

シダーズ・サイナイ医療センター心臓研究所の研究者たちは、前出の研究結果から、「若いマウスの心臓の幹細胞が若さの泉」だと言っていますが、同様に私は、「若さの泉は乳歯の歯髄にあり」と宣言したいと思います。

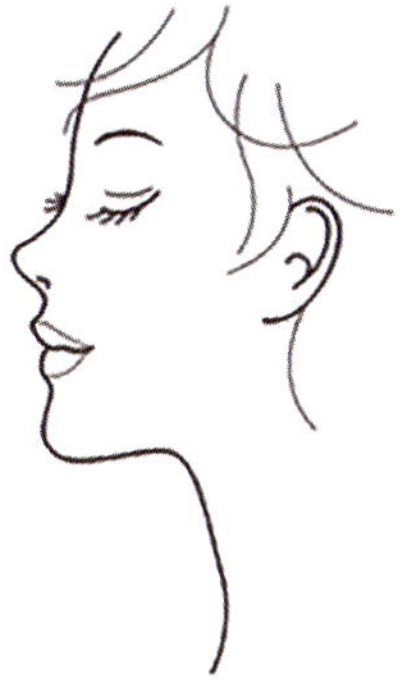

２章のまとめ

・再生医療には、ＥＳ細胞やｉＰＳ細胞などの第１種、体性幹細胞などの第２種、がん免疫細胞などの第３種の３つの区分がある

・投与を受けた幹細胞に作用する「パラクライン効果」。この効果を狙った幹細胞医療が注目を集めている

・離れた細胞や組織への情報伝達を可能にする「エクソソーム」

・商標登録もされたＳＧＦはソラリアクリニックで精製されている乳歯歯髄幹細胞培養上清液。この培養上清液には、体を修復するのに必要とされるサイトカインやエクソソームが含まれている

第3章

加齢は治す時代へ

加齢は抗うのではなく、治せる！

1　心血管疾患
2　認知症
3　がん

これらの3つは、日本で最も問題になっている病気です。

いずれも他の病気と比べて死亡率が高いことや、多大な治療費がかかることが特徴で、保険でもこれら3つの病気に対する経済的な備えに特化したものがあり、世帯加入者数は40パーセントに達しているようです。とくにがんは、生体内の細胞が異常かつ無制限に増殖する病気、すなわち悪性腫瘍で、「日本人の2人に1人が、がんになる」とも言われています。

では、これら3つの病気に共通する第1のリスク要因は何でしょう。それは年齢、「年をとる」ということです。

「以前と比べ体調がよくありません」

と、病院を受診される方の中には、実は老化が原因で体調を崩している方が、非常に多いのです。

たとえば、私が専門としている泌尿器科の病気に、前立腺肥大症や過活動膀胱などがありますが、これらもつまりは「老化」です。

ですから、**老化を巻き戻せば、ほとんどの病気はよくなります。**

世の中では、「アンチエイジング」という言葉が飛び交っていますが、もはやそれは時代遅れになりつつあります。加齢に抗うのではなく、加齢を治す——「キュアエイジング」が、これからの医療の主流になることは間違いありません。

みなさん、「年はとるものだ」と思い込んでいらっしゃいますが、それは実年齢のことで、見た目年齢や肉体的年齢といった、いわゆる生物学的年齢は変えられる可能性が大なのです。

老化の状態を確認できる3つの検査

「お年はいくつですか？」

もし、こう尋ねられたら、あなただったら何と答えるでしょうか。多くの人は、こよみの上で数えた暦年齢を言うでしょう。

では、こんな質問はどうですか。

「あなたは、実際の年齢より若いと思いますか？　それとも老けていると思いますか？」

この答えは、人それぞれでしょう。

でも、誰もが間違いなく思っているのは、「暦年齢より若くありたい」ということです。暦年齢よりも良い状態をキープすることで、私たちはより活動的になり、人生を楽しむことができるはずですから。

ニューヨークの医師、ジョセフ・M・ラファエル氏は、こうしたことを具体的に実現していくために「年齢管理医学」を提唱しています。年齢管理医学は生理的、認知的、身体的機能を測定するなどして、それぞれの患者さんに個別的かつ適切な治療を行い、生物学的年齢の若さを保つことを目的としている医学です。**アメリカのセレブたちの一部はこの年齢管理医学に注目し、すでに取り入れているそうです。**

年齢を管理することとは、非常に意義のあることです。それはまさに、私どもが目指していることでもあります。

さて、年齢管理医学を実施するにあたっては、「老化のバイオマーカー」が重要となってきます。

そのため、私は

・テロメア検査
・LOXインデックス検査
・MCIスクリーニング検査

の3つの検査を重視しています。

第1章でお話ししたように、テロメア長は非常に重要です。

テロメア検査はテロメア長を測定して、その状態から、その人の健康状態や病気リスクなどを割り出します。

また、心臓・血管についてはLOXインデックス検査が、認知度についてはMCIスクリーニング検査が極めて有効です。

いずれの検査も、少量の採血のみですみ、患者さんへの負担が少ないことも利点です。

次からはLOXインデックス検査とMCIスクリーニング検査がなぜ重要なのか、お話ししていきたいと思います。

人は血管から老いる!

まず、血管の仕組みと働きについて見てみましょう。

私たちの体は、全身にくまなく張り巡っている血管を通じて、その中を流れる血液がさまざまな臓器、組織に酸素や栄養を運び、その一方で二酸化炭素や体内でできた老廃物を運び出して処理する仕組みになっています。

そして、その血管の長さは、成人で地球の2周分以上の約9万キロメートル、内腔の総面積はテニスコート約6面分にも相当する3000平方メートルに達し、重さは体重の約3パーセントにもなるといわれています。

動脈と静脈がありますが、いずれも基本的には

・内膜
・中膜

・外膜

の3層からなり、血液と接しているのが内膜で、その表面は内皮細胞という細胞の層に覆われています。内膜の外側の中膜には、平滑筋細胞など弾力性を保つための成分でできた層があり、動脈はこの層が静脈より厚くなっています。なぜなら、動脈には心臓から血液が送り出されるときに非常に強い圧がかかるからです。

さて、**老化と血管との関係で着目されるのが血管内皮細胞です。**血管内皮細胞は、血管の健康状態を維持するのに非常に重要な役割を果たしているのです。

すなわち、血管内皮細胞は一酸化窒素（NO）やエンドセリン（血管収縮因子）など、数多くの血管作動性物質（血管に働きかける因子）を放出していて、血管壁の収縮・弛緩をはじめ、血管壁への炎症細胞の接着、血管透過性、凝固・線溶系（血液を凝固させる作用・血栓を溶かして分解する作用）の調節などを行っているのです。

しかし、動脈は加齢とともに次第に弾力性を失って、硬くなり働きが悪くな

血管の老化とは

血液年齢 実際の年齢と比べて、血管の老化（動脈硬化）の度合いを示す目安

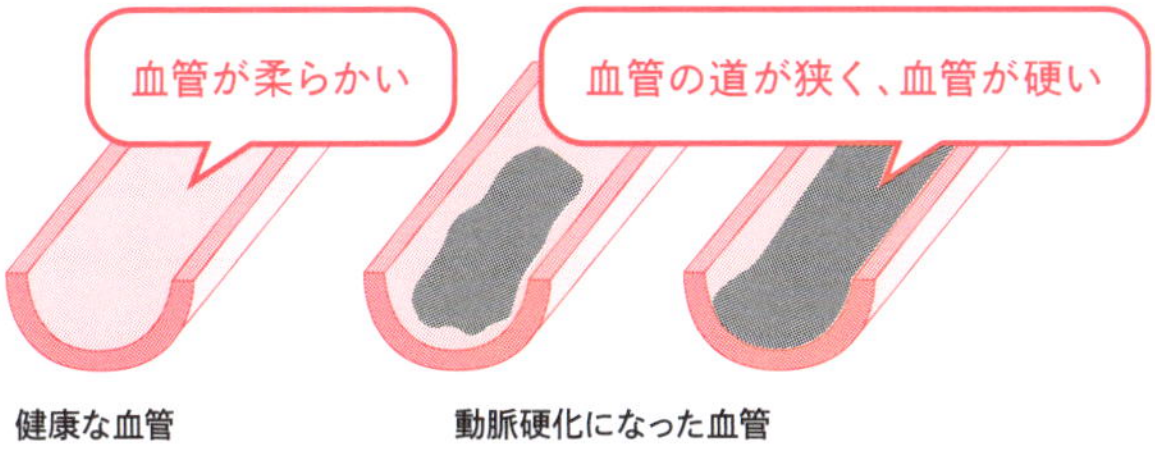

動脈硬化の原因

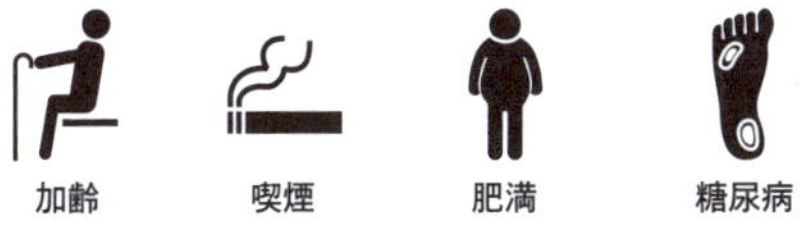

など

血管年齢の調べ方

心臓から送られた血液が指先に到達するまでの時間と指先から心臓に戻っていくまでの時間などを測定して、血液の流れやすさを調べる方法や動脈の脈波をみて、動脈の硬さなどを調べる方法など

動脈硬化によって起こる病気例

心筋梗塞、心不全、脳梗塞、腎障害など

ります。年齢が高くなるにしたがって、内膜の中にコレステロールが溜まって、次第に脂肪物質が沈着し、血管壁が厚くなって血管の内腔が狭くなりその結果、スムーズな流れだった血流と内膜の間にストレスが生じ、血管内皮細胞が壊れ、お粥のような状態になります。

また、高血圧や糖尿病、肥満などが刺激になって、血管内皮細胞が障害されると、血管壁の中に脂肪物質が溜まって厚くなり、粥状になります。

ちなみに、動脈硬化は、「動脈の壁が厚くなったり、硬くなったりして、働きが悪くなる病変」の総称で、病理学では3つのタイプに分けていますが、一般に動脈硬化というと、この「粥状動脈硬化」をさします。

動脈硬化の怖いところは、無症状で進行するところです。内膜を覆っている内皮細胞が壊れると血栓ができますが、その血栓で血管が詰まると、急性心筋梗塞や急性脳梗塞などの発作として、初めて症状があらわれます。ですから、症状があらわれたときには、すでに20年〜30年におよぶ「動脈硬化の進行」があったと考えるべきなのです。こうして人は、血管とともに老いていくのです。

老化の状態を確認する①「LOXインデックス検査」

この血管内皮細胞の状態を簡単に知ることができるのが、LOXインデックス検査です。同検査は、脳梗塞・心筋梗塞の発症リスクを評価する指標で、日本国内で行われた、約2500人を約11年追跡した研究をベースに開発されたものです。

この検査では、血液中に隠れている、動脈硬化を引き起こす原因物質――「LOX-1」と「変性LDL（LAB）」と呼ばれる物質の量を調べます。

LOX-1は、血液から異物を取り除く働きをしている物質です。

変性LDLは、悪玉コレステロール（LDL）が酸化し、より悪玉化したLDLです。

このLOX-1と超悪玉コレステロール（変性LDL）が結合すると、血管内皮細胞に慢性的な炎症状態が生じ、マクロファージと呼ばれる免疫細胞が集まってきて、超悪玉コレステロールを捕食します。しかし、超悪玉コレステロールが多すぎるとマクロファージはそれを消化しきれず、脂質物質が血管壁に溜まって、内膜が厚くなっていきます。これが動脈硬化の原因になるのです。

つまり、動脈硬化の原因は、血管内皮細胞の障害なのです。

LOXインデックス値の算出は、血液中の変性LDL（LAB）と血液中に放出される「sLOX-1」から行います。この算出した指標で、**血管壁の硬化状態や硬化リスクを把握することができます。**

sLOX-1というのは、血管内皮から切り離された可溶化LOX-1です。血管内皮に障害が起こるとsLOX-1の産生が促進されますが、このときその一部が切り離されて、血液中に放出されるのです。

LOXインデックス値の標準参考値は、次のとおりです。

動脈硬化の原因は血管の障害

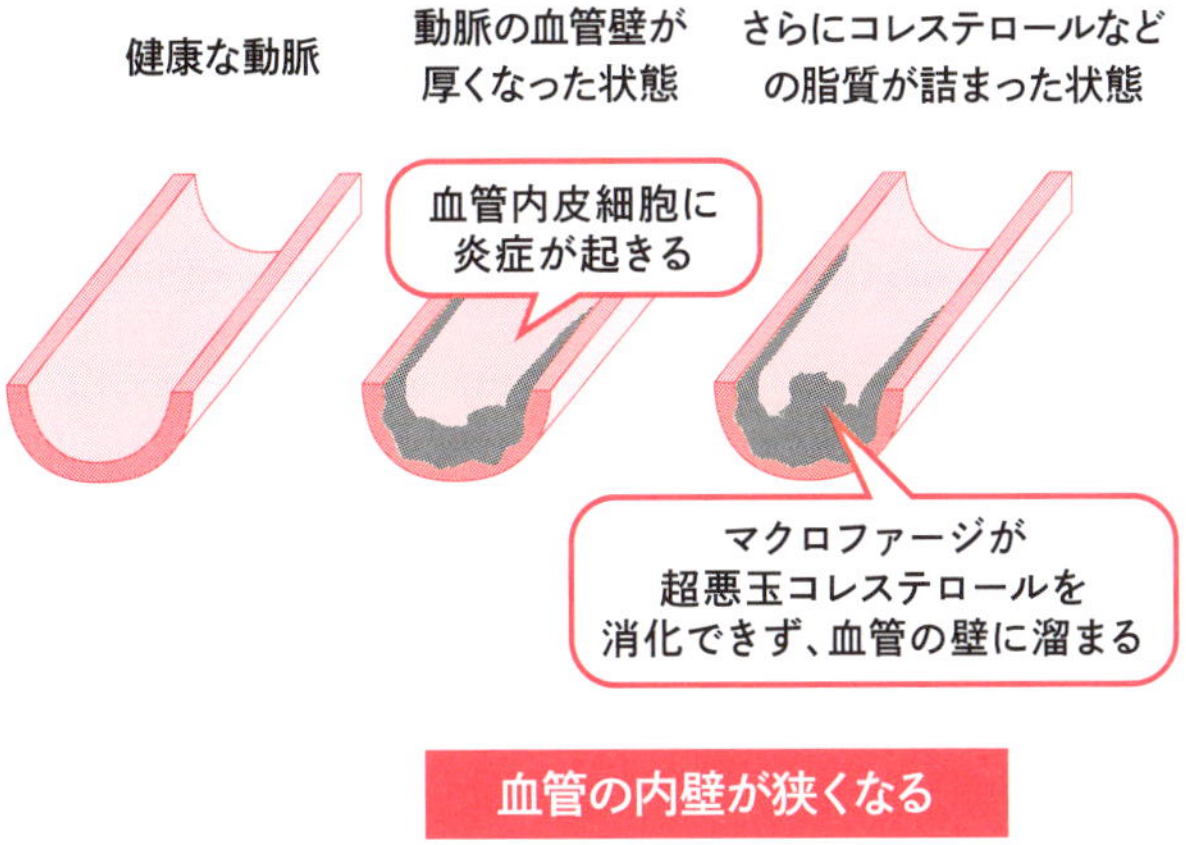
健康な動脈
動脈の血管壁が厚くなった状態
さらにコレステロールなどの脂質が詰まった状態
血管内皮細胞に炎症が起きる
マクロファージが超悪玉コレステロールを消化できず、血管の壁に溜まる
血管の内壁が狭くなる

・低値群1068以下
・中値群1069〜7159
・高値群7160以上

低値群と高値群を比較すると、脳梗塞の発症率は高値群が3倍、心筋梗塞発症率は2倍という、疫学研究の結果が出ています。

また、**LOXインデックス検査は、これまでの血液検査や画像診断では捉えることのできなかった血管の状態を知ることができます。**

たとえば、MRAやMRI、CTなどの画像診断検査では、「動脈硬化進行中〜脳梗塞・心筋梗塞の発病の可能性／発病後」はフォローできますが、未病（健康と病気の間で病気に向かっている状態）までは検知することができません。

しかし、LOXインデックス検査は、未病〜発症までを幅広くフォローできます。これはキュアエイジングの観点から、極めて有効であると考えられます。

体を老けさせない運動、食事の工夫

動脈硬化の最も大きなリスク因子は、「老化」です。
そのほか、

・男性であること
・高血圧
・脂質異常症
・喫煙
・肥満
・糖尿病
・ストレス

などがあげられます。

このうち「男性であること」は、自分ではどうにもなりませんが、「老化」は先述のように治すことが可能になってきました。

また、**悪い生活習慣を改めて、良い生活習慣を身につけることで、リスクを下げることができます。**

たとえば、**「ウォーキング」「ジョギング」「水泳」**などの運動習慣を取り入れることもその1つです。軽い有酸素運動を30分以上、できれば毎日、少なくとも週2〜3回程度行うだけでも、効果があります。運動というと苦手意識を持つ人もいるかもしれませんが、30分以上の散歩をするのも立派な運動です。

食事も脂肪分が多いものは控えめにして、ビタミン豊富な野菜などを積極的に摂るとよいでしょう。とくに血液をサラサラにする食品はおすすめです。

たとえば、納豆のネバネバ成分であるナットウキナーゼという酵素には、血栓を溶かす効果があります。

酢や梅干しなどに多く含まれているクエン酸は、血小板が必要以上に集まるのを防ぐ効果があります。

イワシ、サンマ、サバなどの青魚に多く含まれている**DHA（ドコサヘキサエン酸）やEPA（エイコサペンタエン酸）も、積極的に摂りたい栄養素**です。DHAには、血管の弾力性を高めるほか、赤血球の柔軟性を向上させる働きがあり、EPAには、血栓がつくられにくくし、血流をよくする働きがあります。

そのほか、赤ワインやブドウ、緑茶、ココアなどに含まれているポリフェノール類は、コレステロールの酸化を防ぐ働きがあります。ニンジンやブロッコリーに多いβカロテン、トマトに多いリコピンなどのカロテノイド（ポリフェノールの1種）も強力な抗酸化作用があり、動脈硬化の予防に効果があります。ただし、赤ワインの適量は、1日グラス2杯程度まで。ブドウには果糖があるので、食べ過ぎに要注意です。

また、**ビタミンEとCは抗酸化作用が強いので、積極的に摂りたいビタミンです。**コンブやワカメなどのヌルヌル成分である食物繊維のアルギン酸は、コレステロールの吸収を妨げ、体外へ排出する働きがあります。

若さと健康を保つために避けたい食品

避けるのは脂肪分の多い肉や油、砂糖、保存料などの添加物です。お菓子や加工食品はもちろん、コンビニ食・ファストフードが多い人は要注意です。

市販のたれやドレッシングには砂糖や添加物が使われているものが多いので、野菜を食べるときはレモン汁に無精製の塩を使うなど、味つけにも気をつけましょう。

- □ 脂っこいメニュー
- □ 市販のお菓子
- □ 加工食品
- □ ファストフード
- □ 清涼飲料水、スポーツドリンク

「スマート・エイジング」の視点でみる認知症

年をとると「認知症」の発症リスクが高まります。**長生きしてもボケてしまっては、人生も楽しめなくなってしまいます。**

ＯＥＣＤ（経済協力開発機構）が公表した２０１７年版の医療に関する報告書によると、日本人で認知症を患っている人の割合は先進国35か国中２・33パーセント（ＯＥＣＤ平均１・48パーセント、２位イタリア２・25パーセント、３位ドイツ２・02パーセント）で、最も高いという結果でした。

また、２０１６年に公表された内閣府の「高齢社会白書」によると、日本は超高齢社会の進行とともに認知症患者が増え続け、２０２０年には約６００万人となることが予想されています。さらに２０２５年には７３０万人、２０３０年には８３０万人になり、２０５０年には１０００万人を超えるといわれています。そして、認知症の前段階であるＭＣＩ（軽度認知障害）の高齢者も約

400万人いると推計されており、65歳以上の4人に1人が、認知症とその予備軍となる計算です。

　認知症が原因の社会問題が発生していることは、周知の通りです。たとえば、外出して自宅に戻れなくなって、警察に保護されるケースなど。厚生労働省の全国調査（平成26年度調べ）では、身元不明者346人のうち35人が認知症の方だということです。また、高齢者ドライバーによる事故が相次いでいますが、その原因の1つとしても認知症があげられています。

　WHO（世界保健機関）は、認知症を「いったん発達した知能が、さまざまな原因で持続的に低下した状態。通常、慢性あるいは進行性の脳の病気によって生じ、記憶、思考、見当識、概念、理解、計算、学習、言語、判断など多数の高次脳機能の障害からなる症候群」と定義しています。簡単に言うなら、何らかの原因で脳の細胞が死んでしまったり、働きが悪くなったりしたため、いろいろな障害が起こり、生活する上で支障が出てくる状態ということです。**認知症は病名ではなく、特有の症状を総称する言葉なのです。**

外国よりも多い日本の認知症患者数

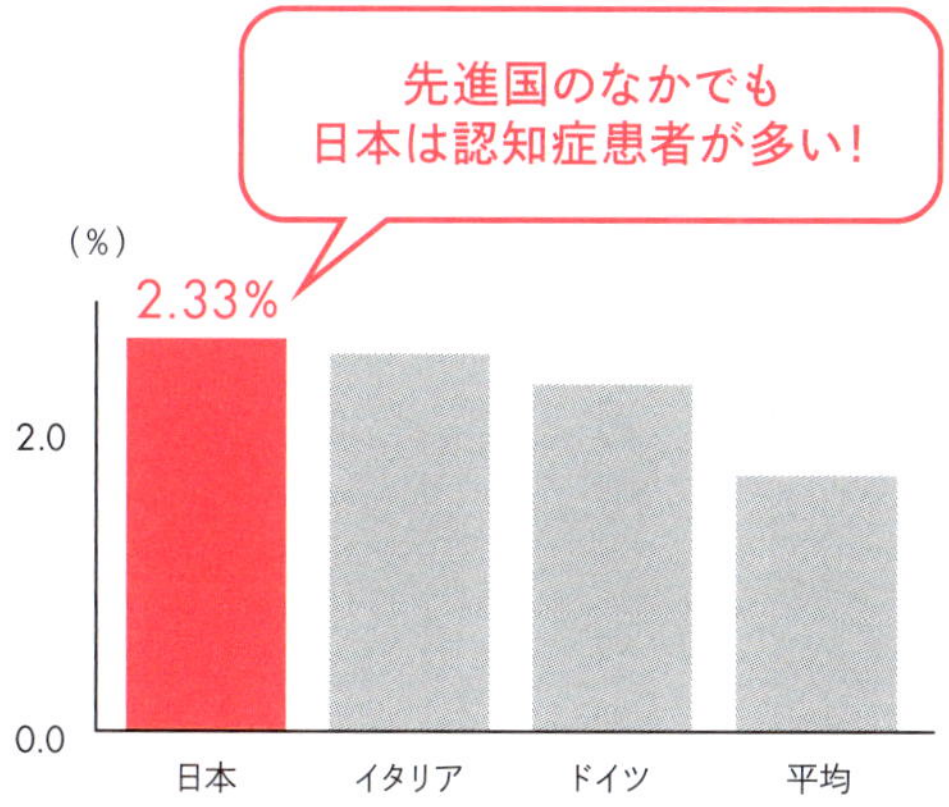

厚生労働省の調査では、2015年の時点で
525万人の認知症患者がいると判明!!

経済協力開発機構(2017年12月15日更新データ)より作図

認知症は、原因となる病気によって、さまざまな種類がありますが、大きくは以下の２つの群に分類されます。

1　［変性性認知症（一次性認知症）］

・脳の神経細胞が異常に変化、または減少することによって発症する認知症。
・アルツハイマー型認知症
・レビー小体型認知症
・パーキンソン病が引き起こす認知症
・前頭側頭型認知症
など

2　［続発性認知症（二次性認知症）］

・何らかの病気や外傷の影響を受けて発症する認知症。
・血管性認知症
・クロイツフェルト・ヤコブ病による認知症

・正常圧水頭症による認知症
・慢性硬膜下血腫による認知症
など

日本ではアルツハイマー型認知症、レビー小体型認知症、血管性認知症が3大認知症といわれており、なかでも最も多いのがアルツハイマー型認知症で、全体の6割以上を占めています。また、2つ以上の認知症を併発するケースもあり、一番頻度が多いのがアルツハイマー型認知症と血管性認知症の混合型認知症です。

認知症というと、まず思い浮かぶのは「物忘れ」ではないでしょうか。なかには物忘れがひどくて、自分は認知症ではないかと心配している方もいらっしゃるかもしれません。

しかし、**物忘れには「加齢」によるものと、「認知症」によるものがあります。**

加齢による物忘れは脳の生理的な老化が原因で起こるもので、その程度は一部の物忘れであり、何かヒントがあれば思い出すことのできる「良性の健忘」ですから、心配にはおよびません。

また、進行性はなく、日常生活に支障をきたすこともありません。

一方、認知症は日常生活に支障をきたす病気です。

認知症の物忘れは、体験のすべてがすっぽりと抜け落ちていることが特徴で、ヒントを与えても思い出すことができません。前者が、本人に物忘れの自覚があるのに対して、こちらは本人に自覚はありませんし、進行性です。

誰しもが美しく、人に迷惑をかけないで歳を重ねたいと思うものです。**近年では経年変化に賢く対処し、知的に成熟することを、スマート・エイジングと呼んでいます。**知的に成熟する、まさに人生の発展期に認知症は敵だといえます。

加齢は避けられないとしても、認知症にならないために知っておきたいポイントを紹介します。

加齢と認知症患者の物忘れの違い

加齢による物忘れ		認知症による物忘れ
体験したことの一部を忘れる 例：昨日の夕飯に何を食べたか	⇔	体験したこと自体を忘れる 例：食事したこと自体を覚えていない
ヒントを与えると、 思い出せる	⇔	ヒントを与えても、 思い出せない
忘れたことを自覚している	⇔	忘れたことを自覚できない
もの忘れの症状は あまり進行しない	⇔	もの忘れの症状が 少しずつ進行する
失くしものを 自分で探そうとする	⇔	自分で失くしたものを、 誰かに盗られたと言い出す
久しぶりに会った人の名前が 出てこない	⇔	よく会う人の名前が 出てこない

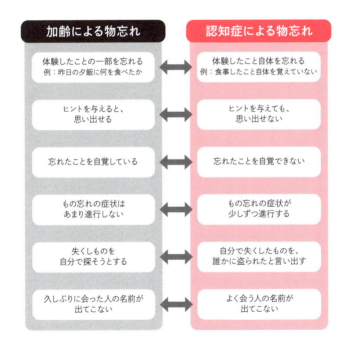

認知症は「未病」段階の発見と早期治療が効果的

認知症も「未病」のうちに芽を摘み取ることが非常に重要です。

それには、自分の脳がどのような状態かを知る必要があります。

未病を早期に発見して、適切な予防や治療を行えば、認知症の発症を予防、または遅らせることは十分可能です。認知症の一歩前。それはMCIの段階です。

MCIは、「Mild Cognitive Impairment」の略で、日本語では「軽度認知障害」と訳されています。認知症ではありませんが、完全に健康な状態でもなく、「健常と認知症の中間」にあたるグレーゾーンの段階をいいます。

・記憶
・決定
・理由付け

・実行

などの認知機能のうち、1つの機能に問題が生じてはいるものの、日常生活にはまだ支障がない状態です。

一般に、MCIの定義は、次の5項目とされています。

1 本人または家族（介護者）による物忘れの訴えがある
2 客観的に記憶障害がある（新しいことが覚えられない、記憶を維持できない、思い出せない）
3 日常生活は基本的にできる
4 全般的な認知機能は保たれている
5 認知症ではない。

また、MCIは、記憶障害の有無、さらにその他の認知障害の有無と障害の数によって、図のように4つのタイプに分けられます。

健忘型ＭＣＩは、物忘れを主体とするＭＣＩ、非健忘型ＭＣＩは失語や失行など物忘れ以外の症状を主体とするもので、将来かかる可能性の高い認知症は、4タイプそれぞれで異なり、

・①はアルツハイマー型認知症
・②はアルツハイマー型認知症、血管性認知症
・③は前頭側頭型認知症
・④はレビー小体型認知症、血管性認知症

などに移行する可能性があります。

もちろん、**ＭＣＩの方すべてが、将来必ず認知症になるとは限りません。正常な認知機能に回復するケースもあります。**

日本の国立長寿医療研究センターの研究によると、ＭＣＩと診断された人を4年間追跡調査したところ、14パーセントが認知症に進んだ一方、46パーセントは正常に戻ったという結果が出ています。

MCIの４つのタイプ

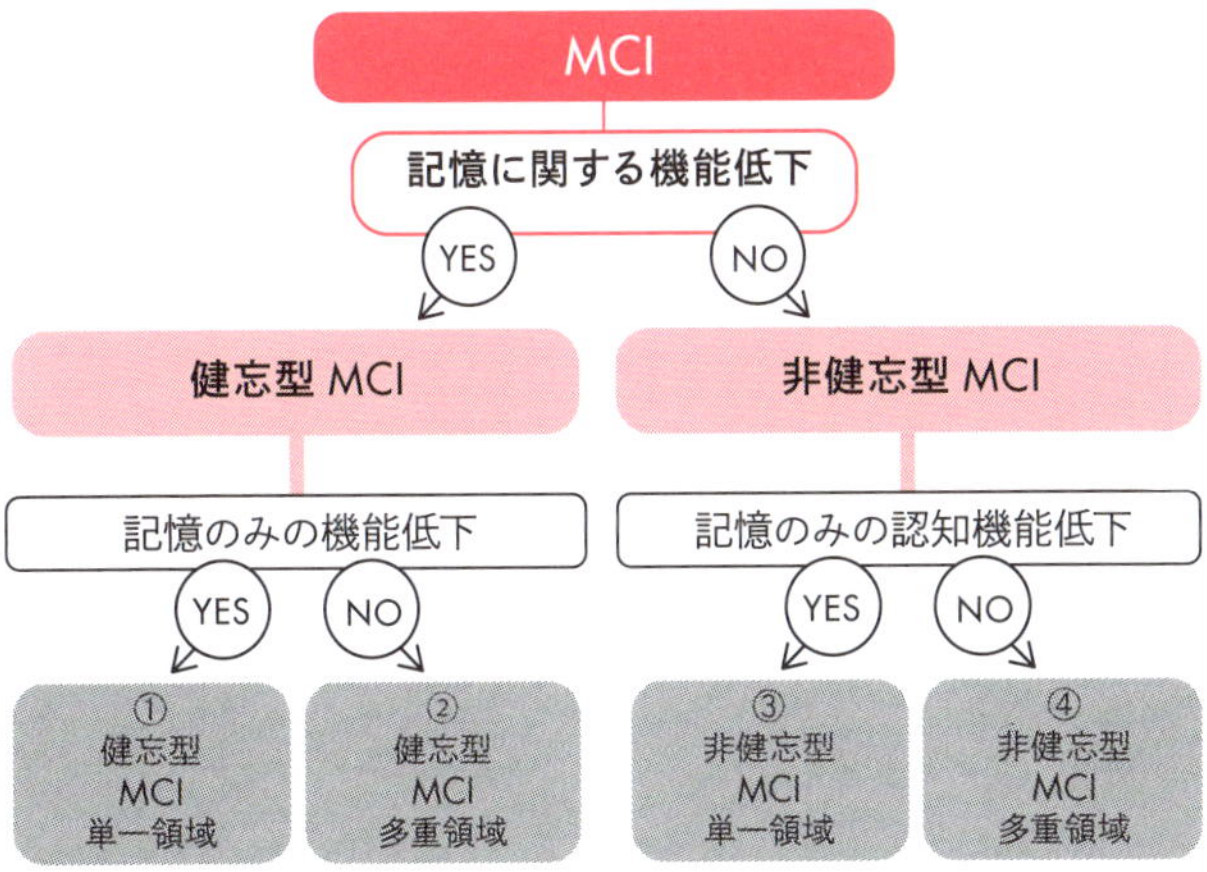
MCI
記憶に関する機能低下
YES
NO
健忘型 MCI
非健忘型 MCI
記憶のみの機能低下
YES
NO
記憶のみの認知機能低下
YES
NO
①
健忘型
MCI
単一領域
②
健忘型
MCI
多重領域
③
非健忘型
MCI
単一領域
④
非健忘型
MCI
多重領域

認知症予備軍MCIとは

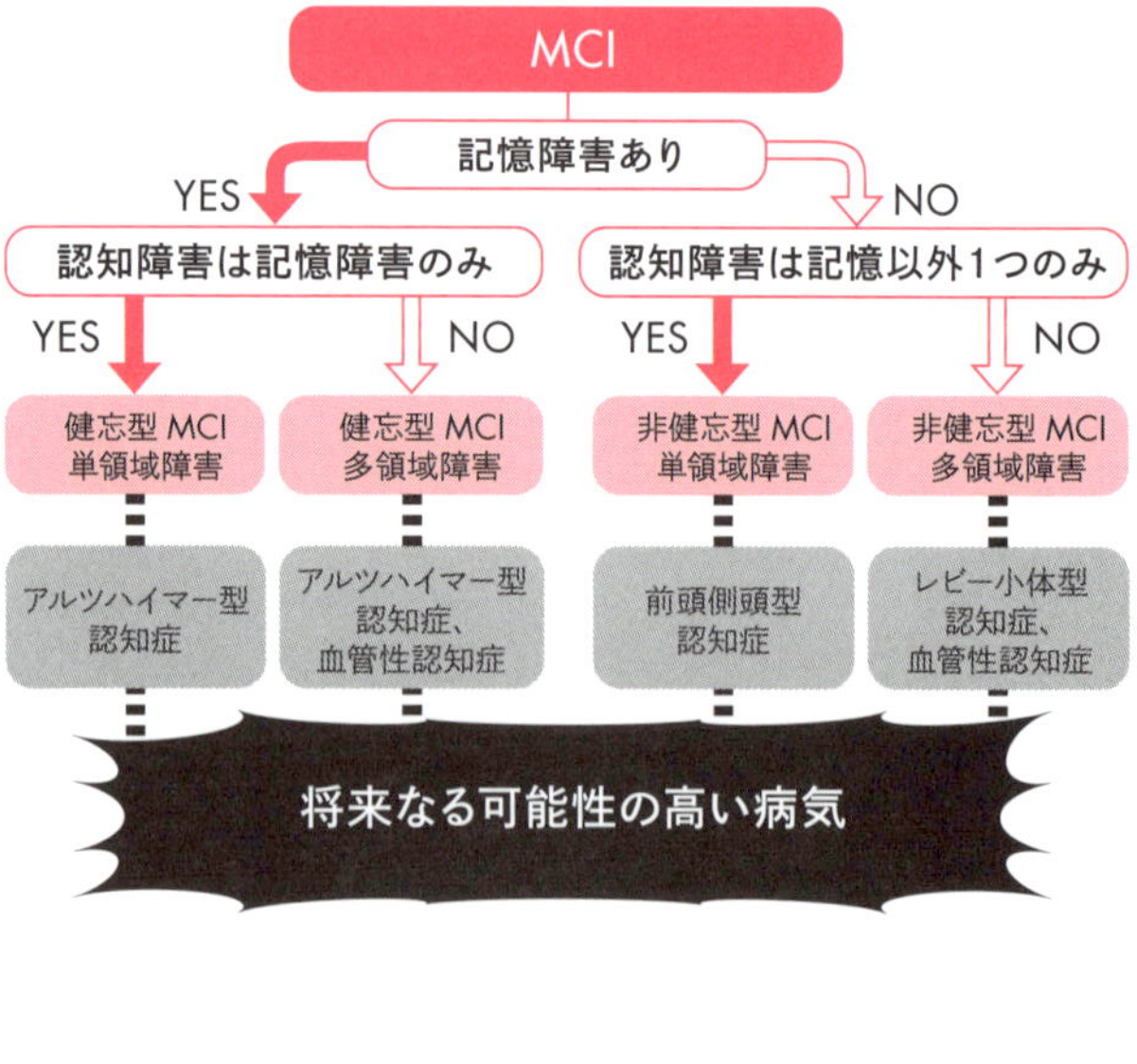

老化の状態を確認する②「MCIスクリーニング検査」

MCIの兆候を早期に発見するには、MCIスクリーニング検査が有効です。

先述のとおり日本人の認知症で一番多いのはアルツハイマー型認知症で、この検査はアルツハイマー型認知症のリスクを測る血液検査です。

アルツハイマーは、神経細胞の集まりである大脳皮質が変性し、神経細胞が死滅、減少して、脳が萎縮する病気です。

そして、脳が萎縮することで、その部位の血流が低下し、さらに神経細胞間で情報を伝えていた神経伝達物質も失われてしまい、傷害された部位が担当していた認知機能が低下していくのです。

大脳皮質が変性する原因は、「アミロイドβ」というタンパク質の蓄積です。

アルツハイマー病は、発症する20年近く前から、このアミロイドβが、脳内に少しずつ蓄積することによって起こるとされています。

すなわち、蓄積されたアミロイドβが、脳の神経細胞にダメージを与え、記憶や認知機能を担うシグナルの伝達を阻害すると考えられているのです。

アミロイドβはいわば老廃物で、私たちの体にはこれを脳から排出する仕組みが備わっています。その老廃物の排出と毒性の防御に関係しているのが、

・アポリポタンパク質A1（ApoA1）
・補体第3成分（C3）
・トランスサイレチン（TTR）

というタンパク質です。


MCIスクリーニング検査では、これら3つのタンパク質を測定します。

それぞれのタンパク質の働きは次のようなものです。

［アポリポタンパク質A1（ApoA1）］

ＡｐｏＡ１は脂質代謝に関連しており、アミロイドβと結合して、その凝集や毒性を防ぐ働きがあるとされています。抗酸化特性を持ち、神経細胞が引き起こす炎症を和らげる働きがあるといわれており、そのためＡｐｏＡ１の減少は、神経の炎症を悪化させる可能性があると考えられています。

［補体第３成分（Ｃ３）］

補体※には、中枢神経系の免疫担当細胞であるミクログリアを活性化する働きがあります。ミクログリアは脳の中で死んだ細胞やダメージを受けた細胞の破片などを貪食して取り除きます。アミロイドβもシナプス毒性があるため、このミクログリアによって貪食され、排除されます。この過程に必要なのがＣ３です。

［トランスサイレチン（ＴＴＲ）］

ＴＴＲはアミロイドβと結合して、そのシナプス毒性を抑制します。アルツハイマー病のほかにも、うつ病や統合失調症などの精神疾患において、その量が減少することが報告されています。

検査結果の判定は、これら3つのタンパク質の測定値をもとに、統計的にMCIリスクを推定します。

つまり、これらのタンパク質の量が少なく、その働きが低下している場合、アミロイドβが脳内に蓄積しやすくなり、シナプスに対する毒性を防御できなくなるということです。そのため、MCIやアルツハイマー病のリスクが高まるということが判定できます。

判定結果は、MCIのリスク値によりA～Dの4段階に分けられます。

A　健常　（リスク値　0・62未満）
B　MCIリスクは低め　（同　0・62～0・72未満）
C　MCIリスクは中程度　（同　0・72～0・82未満）
D　MCIリスクは高め　（同　0・82以上）

そして、各段階に応じて、以下のような説明や提案がなされます。

A　今後も健康的な生活を続けること

B　健康的な生活を意識的に習慣づけることでMCIのリスクを抑えることができるので、この段階で、生活習慣を改善して予防に取り組むこと

C　食事や運動などの生活習慣を見直し、ただちに予防に取り組むこと。専門医による早期の検査・診断を受けること

D　すぐに認知症の予防を始めるとともに、専門医による詳細な検査・診断を受けること

※補体……免疫システムを構成するタンパク質

認知症にならないために、避けるべき9つの要因

認知症の多くは、生活習慣を改善し、健康的な生活を送ることで予防が可能であることがわかっています。

「アルツハイマー病学会国際会議２０１７」で発表され、医学誌「ランセット」に掲載された報告書には、「９つの生活習慣が認知症の発症要因の35パーセントを占める」とあります。その９つの要因とは、

1　若年期の認知症の早期教育の不足
2　中年期以降の高血圧
3　肥満
4　難聴
5　喫煙

6　うつ病
7　社会的な孤立
8　糖尿病
9　物理的な不活動（運動不足）

そして、若い頃から認知症についての教育をしっかり行い、難聴、高血圧、肥満を治療・改善することで、認知症の発症率を20パーセント低下させることができ、高齢期に入ったら、喫煙をやめること、うつ病を治療すること、運動不足を解消すること、社会的な交流を増やすこと、糖尿病を治療すること――によって、認知症の発症をさらに15パーセント低下させることができると報告しています。

また、アメリカのフロリダアトランティック大学の研究でも、**アルツハイマー病の症例の30パーセントは、生活習慣を改善することで予防可能という結果が出ています。**

では、ここで、「認知症予防のための生活習慣」をまとめてみたいと思います。

認知症予防のための生活習慣まとめ

1 運動を行うこと

2 良質な睡眠をとること

3 食事に気をつけること

4 社会的な活動に参加すること（対人接触）

5 脳を刺激する活動を行うこと

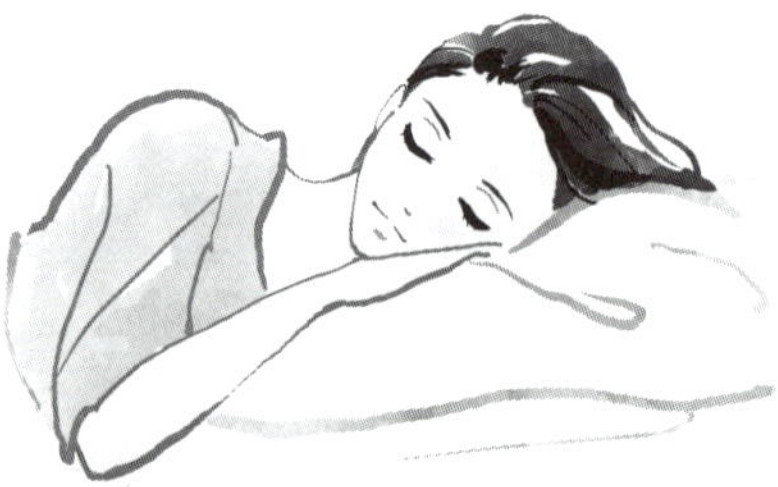

運動はスタイル維持のほか、病気予防にもなる！

高血圧、高脂血症、肥満、糖尿病などのメタボリックシンドロームは、血管性認知症だけでなく、アルツハイマー型認知症においても危険因子として考えられています。ですから、**メタボリックシンドロームの予防、すなわち運動や身体活動を増やすことは、認知症予防につながります。**

運動をすると前出のアミロイドβを分解する酵素（ネプリライシンなど）が活性化され、アミロイドβの蓄積を防ぐという報告があります。さらに、運動をすることで、筋肉細胞から放出されるイリシンというホルモンが、脳の細胞死を抑制する神経栄養因子（ＢＤＮＦ）を増やし、海馬の神経細胞を活性化させることや、神経伝達機能を向上させること、また、体の中の酸化ストレスを減らし、同時にインスリン分解酵素を活性化させて、タンパク質のリン酸化や蓄積を防ぐ効果があることも報告されています。

運動の中でも、とくに有効とされるのが有酸素運動です。一般的によく知られている有酸素運動の効果といえば、体脂肪燃焼によるダイエット効果ですが、それだけではなく、血流を促進することから、脳の機能向上、目の健康維持、心疾患予防、うつ病予防にも有効であることがわかっています。

具体的な有酸素運動とは、

・ウォーキング
・ジョギング
・水中ウォーキング
・水泳
・ヨガ
・踏み台昇降運動
・エアロバイク

などですが、週2～3回以上、30分以上行うことが望ましいとされています。

また、単純に1つの運動を行うのではなく、運動をしながら、同時に脳のトレーニングを組み合わせると、より認知症の予防に有効であるといわれています。

たとえば、体と脳を同時に使う運動プログラムを開発した国立長寿医療センターでは、ウォーキングや踏み台昇降をしながら、100から3を引き続ける計算や、2～3人でしりとりをしながら歩く方法などを推奨しています。

一方、東北大学加齢医学研究所は、

「筋力強化トレーニングと有酸素運動を組み合わせたトレーニングが認知機能を改善した」

と報告しています。

睡眠不足も、寝すぎも認知症のリスクになる！

運動と並んで、認知症予防に効果があると考えられているのが睡眠です。睡眠時間が不足して、睡眠の質も低い状態が続くと、健康状態にさまざまな悪影響をおよぼすようになります。

２０１７年、学術誌「ジャーナル・オブ・ニューロサイエンス」に不眠と免疫担当細胞ミクログリアの関係を示す論文が掲載されました。ミクログリアは、脳内にある免疫を担う細胞の１種で、ウイルスや老廃物を排除・分解する役割を果たしているのですが、睡眠不足によってそのミクログリアの作用バランスが崩れ、神経細胞が機能低下を起こすことがわかりました。

また、睡眠とアルツハイマー病の関係を研究している米ワシントン大学の研究グループによると、**睡眠効率が悪い人は最大で5倍以上も、初期のアルツハイマー病になる可能性が高いとされています。**

睡眠とアルツハイマー病の関係

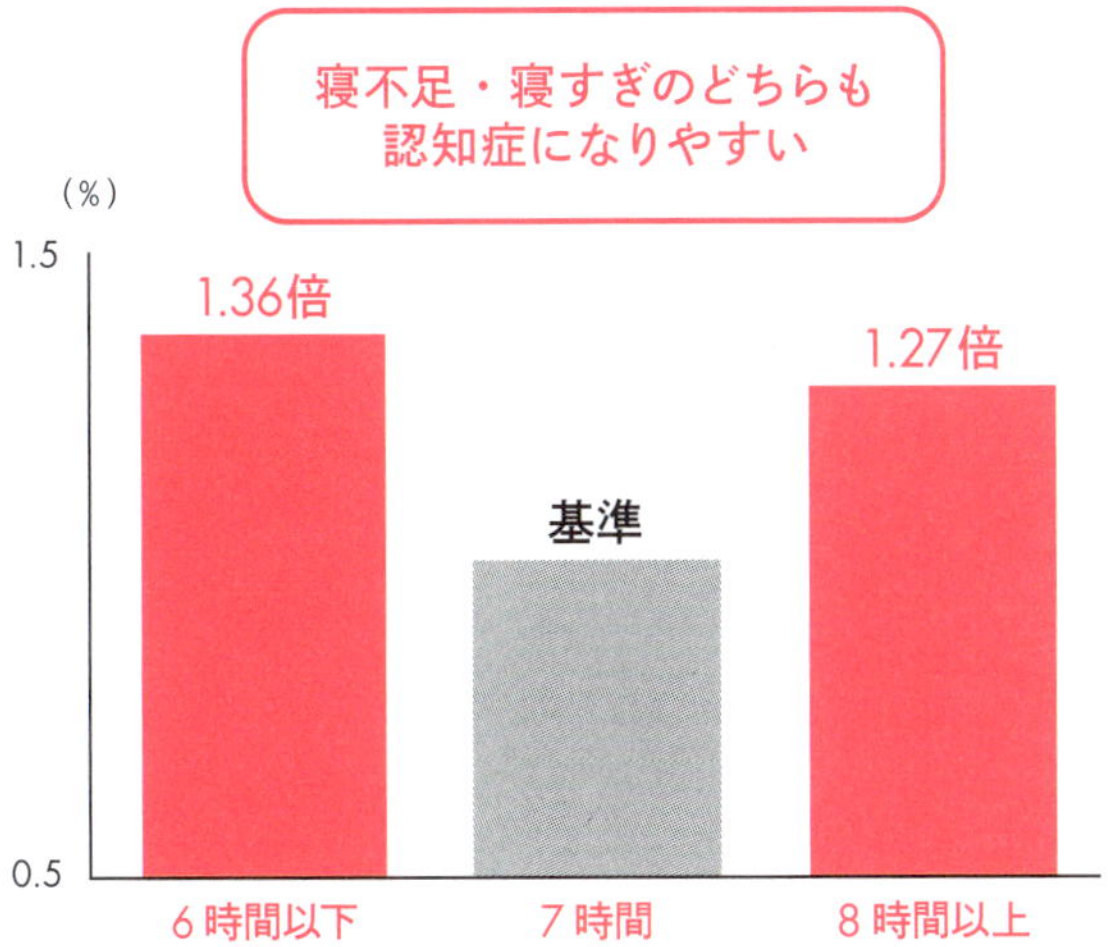

アルツハイマー病の原因物質であるアミロイドβは、脳が活動したときに発生する老廃物の1種で、睡眠中に脳内からの排出が活発に行われます。

ところが睡眠不足になると、アミロイドβの排出がうまくいかなくなって、蓄積がどんどん進んでしまうことになります。そうなると当然、アルツハイマー病の発症リスクが高まると考えられるのです。

ちなみに、「ネイチャー・ニューロサイエンス」（2015年）には、睡眠不足が続くと脳内にアミロイドβの蓄積が進み、睡眠の質を悪化させ、それによってさらにアミロイドβが溜まりやすくなる、という悪循環を引き起こすことを示唆する論文が発表されています。

さらに、昼寝の習慣がアルツハイマー病の予防に効果的という報告もあります。適度な昼寝をすると、仕事や勉強の効率が上がることは、従来から知られていましたが、**昼寝の習慣はアルツハイマー病の発症リスクを5分の1に下げるという研究結果も出ています。**

また、「アポリポタンパクE4遺伝子」というアルツハイマー病のリスク遺伝子を持つ人でも、昼寝の習慣によって発症リスクが低減することが指摘されています。

このように睡眠不足と認知症の関連性が示される一方で、「寝すぎ」もまた認知症の発症リスクを高めることを示す研究もあります。

たとえば、スペインのマドリード大学が行った調査では、平均睡眠時間7時間を基準とした場合、平均睡眠時間が6時間以下の人は36パーセント、MCIおよび認知症の発症リスクがありましたが、平均睡眠時間が8時間以上の人でも27パーセントものリスクがあることがわかりました。

睡眠不足も睡眠過剰も、認知症の発症リスクを高める、ということの結果は、非常に興味深いと思います。このことから、おそらくは、**睡眠の量より、質をいかにして上げるか**、ということのほうが重要なのではないかと、私は考えています。

老化の原因！ 活性酸素をとにかく減らす

バランスのとれた健康的な食生活によって、アルツハイマー病の30パーセントを予防できるという報告があります。つまり、裏を返せば、質の悪い食事は認知症を招く危険性があるということです。

認知症になりやすい食事は、若い頃からの食生活の傾向に特徴があります。それは、次のような点です。

・肉が好きで、野菜や魚は嫌い
・ビタミン、ミネラルの摂取が少ない
・小食で食事代わりにお菓子やケーキを食べる

認知症予防には、こうした食生活を改善することが先決であることは言うまでもありません。

そして、先述のように、認知症の敵の1つはメタボリックシンドロームですから、それを予防する食事が重要となってきます。

たとえば、コレステロールを減少させる不飽和脂肪酸DHAやEPAを多く含むサバ、イワシ、サンマなどの青魚。コレステロールや中性脂肪を低下させるレシチンを多く含む大豆製品。血栓を溶かす働きを持つナットウキナーゼを含む納豆。脳の神経細胞は活性酸素によってダメージを受けますから、それを防ぐ抗酸化成分を多く含む緑黄色野菜、果物、ナッツ類、黒ゴマなども有効です。

また、最近は、**エゴマ油や亜麻仁油が健康に良いと注目されていますが、これらのオイルに豊富に含まれるαリノレン酸は、体内でDHAあるいはEPAに変化することから、認知症予防にもよいとされています。**

いずれにしても大前提は、新鮮な野菜や果物、精製されていない全粒穀物、脂肪分の少ない良質なタンパク質を摂り、ファストフードや加工食品を減らすことです。

アクティブな人は認知症になりにくい！

早稲田大学などの研究グループが、「町内会やボランティア活動に積極的な高齢者ほど、認知症になりにくい」という分析をまとめました（論文は老年医学の専門誌「ＢＭＣジェリアトリクス」に掲載）。

研究グループは、愛知県の65歳以上の高齢者で、２００３年時点で介護を必要としない状態だった約1万４０００人の生活習慣や健康状態などを10年間追跡しました。調査開始時点で、町内会や消防団、趣味の会などの地域活動に参加していた人は約７４００人で、うち半数近くが役職を務めていたそうです。

調査の期間中、認知症と診断されたのは約２０００人。

地域活動に参加していた65～74歳の高齢者が認知症になるリスクは、年齢や就労状況などの違いを差し引いても、参加していなかった人より25パーセント低かったとのことです。

さらに、会長などの役職を務めていた人は、役職なしで参加していた人に比べて、発症リスクが19パーセント低いという結果が出たそうです。

このように、**社会生活の場で他人と交流し集団に参加していくことで、脳の神経細胞ネットワークが強化され、認知症の発症リスクが下がるのではないかと考えられるのです**。

自分以外の人とつながっているという感覚は、人間のもっとも基本的な欲求の1つです。

仕事や趣味などを通じて、人とおつきあいをするということは、それを満たし、精神的・身体的にもよい影響を与えるはずです。

認知症に負けない脳をつくる「脳トレ」

認知症予防には、とにかく脳を働かせることが重要です。

クロスワードパズル、カードゲーム、コンピュータゲーム、将棋、囲碁、麻雀、手芸や講演の聴講、音楽鑑賞、演劇鑑賞……などなど、何でもいいので、とにかく脳を刺激することです。

脳は少しずつ萎縮していきますから、高齢になってからではなく、早いうちから、脳を働かせる生活をするべきなのです。

さて、認知症に至る前のＭＣＩでは、通常の老化とは異なる認知機能の低下がみられます。この時期に最初に低下する認知機能は、

・エピソード記憶
・注意分割機能

・計画力

で、これを集中的に鍛えることが、認知症予防の効果的な方法であることがわかってきました。以下は、それぞれの機能の簡単なトレーニング方法です。

［エピソード記憶］

エピソード記憶は、思い出など自分が経験した一連の出来事の記憶です。たとえば、2日遅れ、3日遅れの日記をつける、レシートを見ないで、思い出して家計簿をつける、などで鍛えることができます。

［注意分割機能］

注意分割機能は、複数のことを同時に行うときに、適切に注意を配る機能です。料理をする際に一度に何品か同時につくる、複数の人と会話をする、歌をうたいながら掃除をする、などで鍛えることができます。

［計画力］

計画力は、新しいことをするとき、段取りを考えて実行する能力です。旅行の計画を立てる、イベントの計画を立てる、効率よく買い物をするための計画を立てる、やり慣れたことではなく新しいことにチャレンジする、などで鍛えることができます。

以上が、認知症になりにくい生活習慣のポイントです。

また、ストレスをためないことや、常に前向きであることなども大事です。

読者のみなさんは、すでにお気づきだと思いますが、**こうした良い生活習慣は、テロメア伸長や心血管疾患予防にも有効です**。キュアエイジングには最先端医療も必要ですが、「自分でできること」として、やはり生活習慣の見直しは大きいといえるでしょう。

3章のまとめ

・加齢に抗うのではなく、加齢を治す「キュアエイジング」が、これからの医療の主流になると思われる

・「老化のバイオマーカー」になる検査は今のところ3つある

・血管内皮細胞の状態を簡単に知ることができるのが、LOXインデックス検査で、未病～発症までを幅広く調べることができる

・認知症は、その一歩前のMCIの段階なら治療は可能

・MCIの兆候を早期に発見するのがMCIスクリーニング検査

第4章

キュアエイジングを実現するSGFの実力

ＳＧＦでシワが驚異的に改善！

これまでお話ししてきたように、「若さ」と「暦年齢」は必ずしも一致するものではありません。長いあいだ女優として活躍される吉永小百合さんは73歳とは思えない美しさです。つまり暦年齢が50歳でも、見た目が60代の人もいれば、逆に40代にしか見えない人もいます。

では、この20年の差は何なのでしょうか。

そうです。それが「テロメア年齢」の差であり、「血管年齢」の差であり、「脳年齢」の差なのです。つまり、これらの年齢を巻き戻すことができれば、私たちは、**見た目も、体の中身も若返ることができ、健康的な生活を送ることができるのです。**

最先端医療は、ついにこの領域に踏み込みつつあります。「病気になりたくない」「美しい肌を取り戻したい」という方に、私は生活習慣の見直しを提案していますが、「目に見える効果」を求める方に最先端医療は適していると思います。

そして、その1つが第2章でお話ししたSGFを用いた治療なのです。

たとえば、美容医療分野では、SGFの投与により、メスを使わずに肌のハリやツヤを取り戻すことができます。

SGFは先述のように、エクソソームをはじめとする細胞の活性化を促すさまざまな生理活性物質が含まれています。マウスの実験では、SGFの投与により皮膚のコラーゲン繊維が増加し、シワが改善することがわかっています。これは、皮膚の幹細胞にSGFが作用して新たに角化細胞に分裂していきコラーゲン繊維を生産していくからです。そのため、

・保湿
・美白
・新陳代謝の活性化
・血行促進

・抗炎症作用

など、老化した肌細胞の再生に効果が期待できるのです。

SGFの肌テクスチャー（肌の質感）に対する効果では、ある患者さんの場合、1回の施術でテクスチャーが24パーセント改善され、2回目終了時では42パーセントと大幅に改善されました。

また、スキンケア用の機器「マイクロニードルRF治療器（VIVACE）」を使って治療を行った場合は、1回だけでテクスチャーが改善した人もいましたが、改善しない人もいました。ところが、それに加えてSGFを使うと、全員に効果があらわれました。

これはシワや毛穴に対する効果でも同様です。写真はSGF投与前と投与後の皮膚の比較ですが、明らかに毛穴が減少したのがわかります。この患者さんの場合、**SGFでシワが30パーセントほど改善されました。**

これはSGFによって、肌の自己再生能力が引き出されたからにほかなりません。

最新マイクロニードルRF治療器とSGFを併用した治療を行った結果

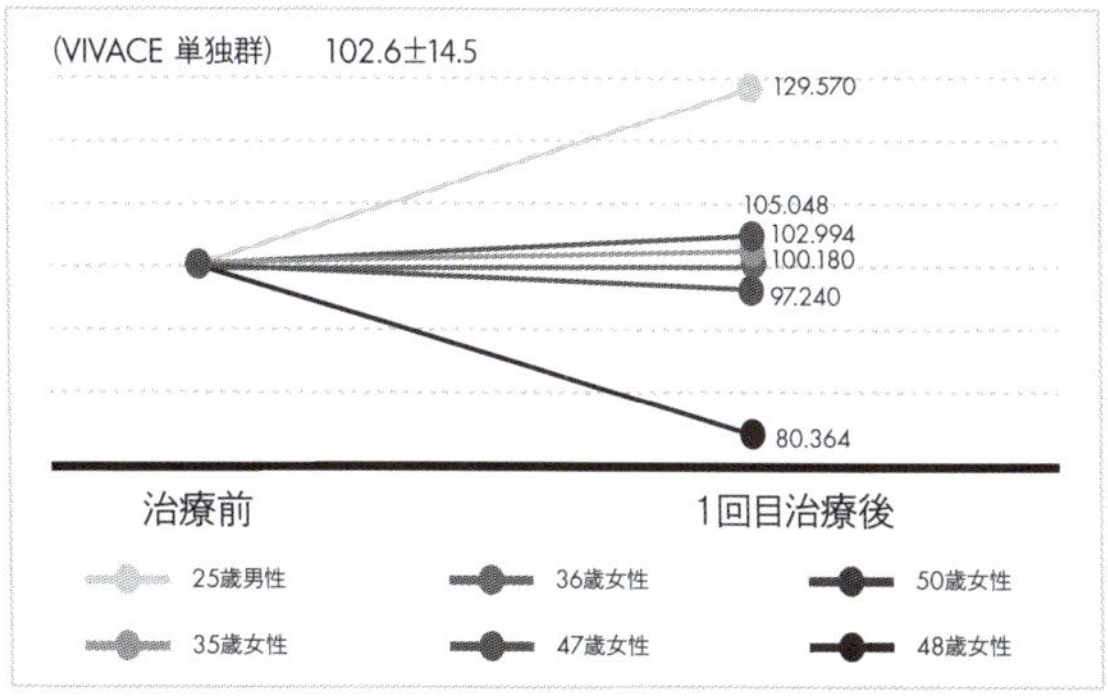

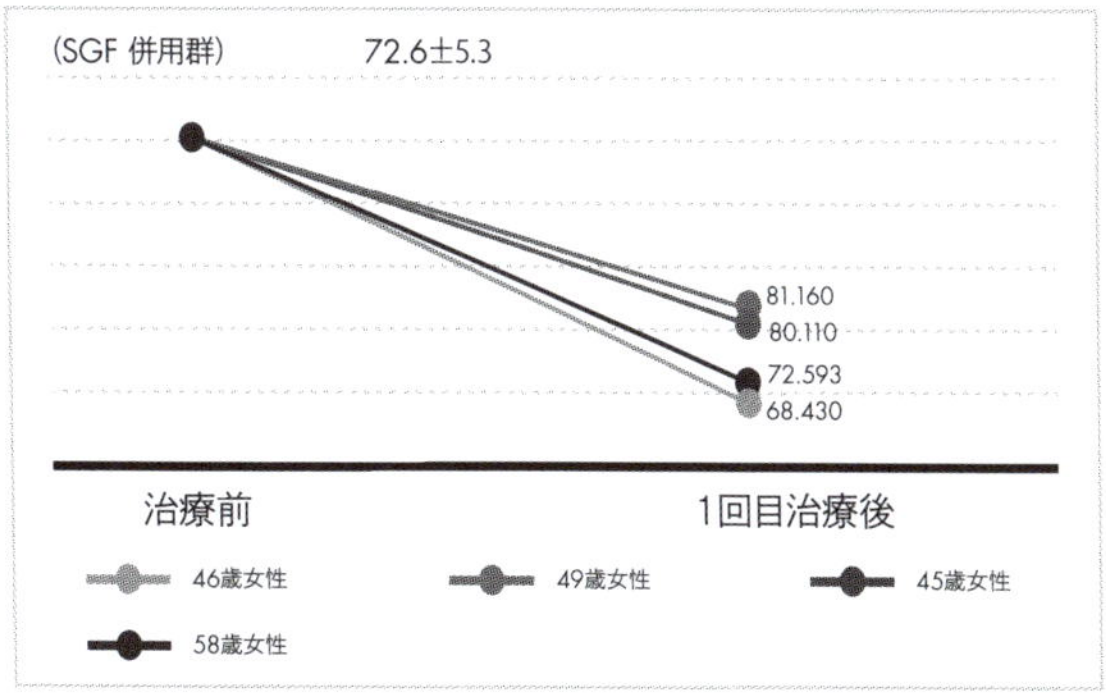

VIVACE単独群では1回の治療で大きな変化は見られないが、
SGF併用群では、1回の治療でテクスチャーが
約30パーセント改善されている

最新マイクロニードル RF治療器とSGCを併用した治療を行ったテクスチャー改善効果

治療前

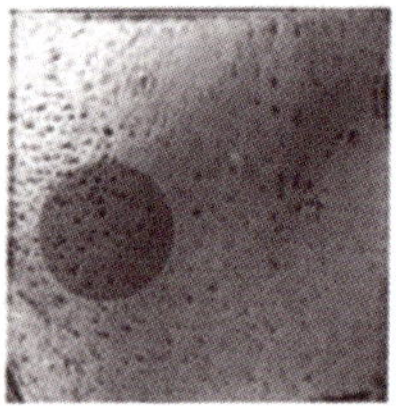

ラフネス
（1.0ミリメートル
以下）=11.768

1回目治療後

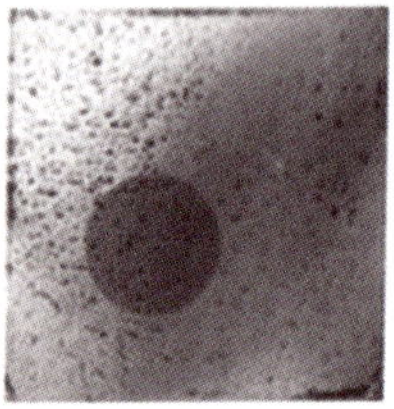

ラフネス
（1.0ミリメートル
以下）=8.997

２回目治療後

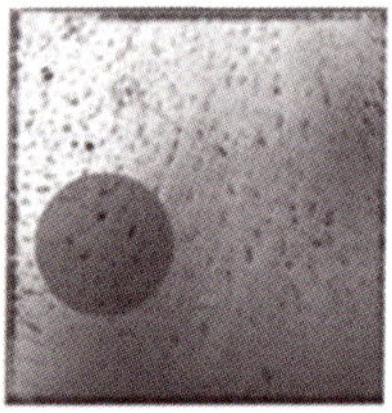

ラフネス
（1.0ミリメートル
以下）=6.905

※ラフネス…肌の凸凹の定量的評価

口元の老化にも効果があったSGF！

肌だけでなく、口元も老化を加速させる要因になります。なぜならば口は内臓の入り口。そして、歯周病の進行や噛み合わせのズレが顔や姿勢をゆがませ、他の病気に発展する可能性があるからです。

加齢とともに悪化しやすい病気に歯周病があります。

歯周病は、歯を失う原因になるだけでなく、糖尿病や心臓病など全身疾患とも関連が深い恐ろしい病気ですが、直接の原因は歯の表面に付着している細菌のかたまり、プラークです。口の中には300〜500種類の細菌が存在し、これらは普段はあまり悪さをしませんが、清掃が行き届かないとネバネバした物質をつくり出し、歯の表面や歯周ポケットに付着させます。これがプラークです。つまり、歯周病はプラークによって歯茎に炎症が起きる病気の総称なのです。

歯茎を細かく見ると、表面を覆う歯肉、その奥の歯根膜、さらに奥の歯槽骨、セメント質で構成されていますが、炎症が表面の歯肉だけに限られている場合を「歯肉炎」、歯槽骨などにまで広がってしまった場合を「歯周炎」といいます。
歯周病が進行すると、腫れや痛みなどの症状があらわれ、歯肉から起こった炎症が歯槽骨や歯根膜を侵食し、最終的には歯の機能が失われてしまいます。

こうした歯周病の治療に対しても、有効性が示唆されているのがSGFです。

写真は、SGFを歯周ポケットに注入して、継時的に歯槽骨の変化を観察したものです。被験者は、歯周ポケットが4～6ミリの「中等度歯周炎」を有しており、SGF0・05ミリリットルを1週間に1回ずつ、3か月間注入しました。

結果は、「SGFの歯槽骨再生に対する可能性を認めた」というもので、多くの治療方法に個人差があるように、SGFにも個体差や部位などにより効果に違いがあると言えますが、この症例からは部位による差はなく、前歯部、臼歯部のどの部位においても、歯槽骨の再生を推測できる像が認められました。

SGFが骨組織の再生にも有効である可能性が示唆されたのです。

SGFの歯周病に対する効果

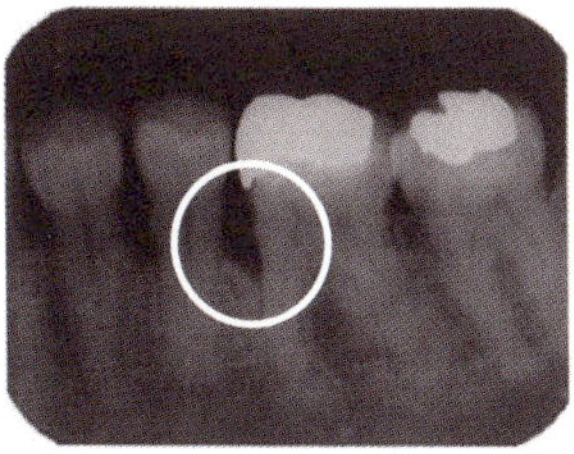

SGF注入後

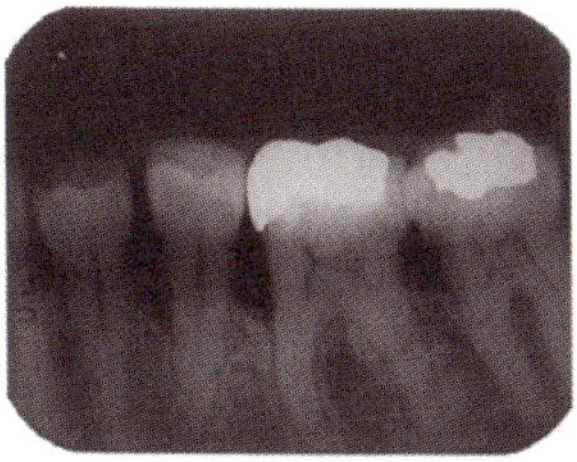

1か月後

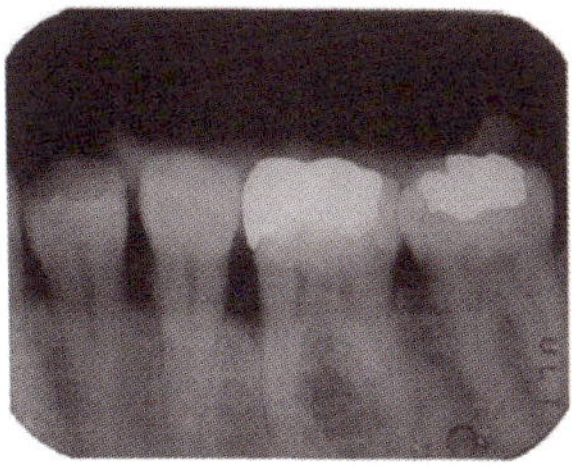

2か月後

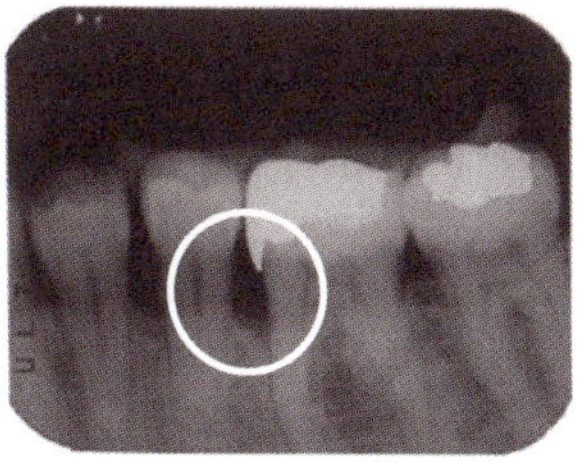

3か月後

歯周ポケットと呼ばれる歯と歯肉の境目が浅くなっている

ＳＧＦは血管の若返りにも効果を発揮！

加齢とともに血管は老化します。しかも、現代は欧米型の食事や運動不足など、不健康な生活習慣によって、血管の老化スピードが加速され、暦年齢より10歳も20歳も高い血管年齢の人が増えているといいます。

血管を若返らせるカギは血管内皮細胞です。そして、その血管内皮細胞が健康であるか否か、障害されている可能性があるか否か、ということがわかるのがＬＯＸインデックス検査です。

血管内皮細胞の状態が悪い人にＳＧＦを投与すると、このＬＯＸインデックス値が改善されてきます。

次のページのグラフをご覧ください。何人かの人は、途中の治療でＬＯＸインデックス値が上昇していますが、回数を重ねるごとに概ね低下していることがわかります。

SGFの血管内皮細胞マーカーに対する効果

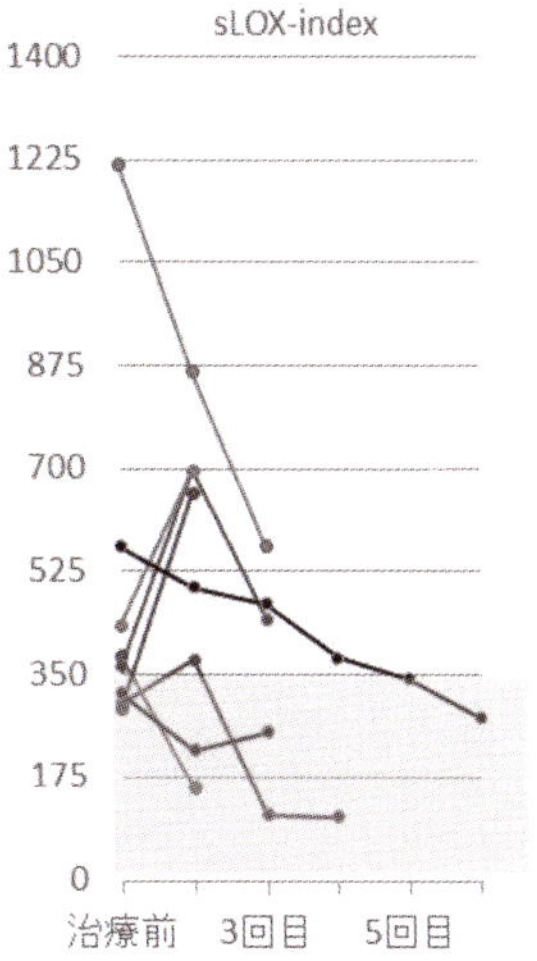

3回以上継続投与の被験者7名中4名が
3回目の投与時点において
sLOX-indexが低下した

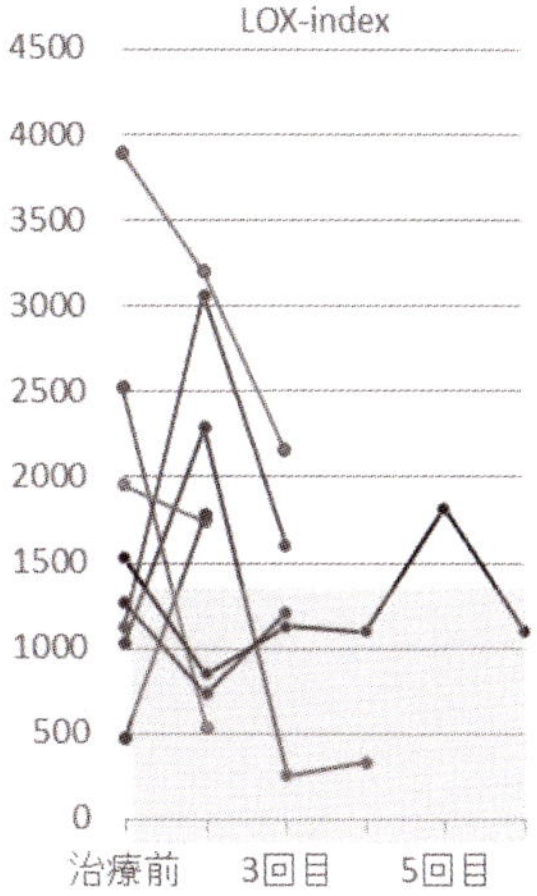

3回以上継続投与の被験者7名中3名が
3回目の投与時点において
LOX-indexが低下した

このことは、ＳＧＦに含まれる多くの生理活性物質が、血管の内皮細胞に直接作用して、老化した血管を修復・改善し、若々しく、健康的な血管へと甦らせることを意味しています。

ＳＧＦには男性の深刻な悩みであるＥＤを改善する効果がありますが、これもＳＧＦに血管の機能を向上させる働きがあるからにほかなりません。なぜならＥＤは、陰茎周辺の動脈が硬化して起こるからです。

詳しくは私の著書「20歳若返るデキる男のアンチエイジング」（イースト・プレス刊）に書いてありますので、気になる方はこちらもチェックしてみてください。

ボケたくない人の予防法、ボケの治療法といえるＳＧＦ！

「人生１００年時代」といわれますが、長生きをするリスクに「ボケ」があります。**ボケ予防は早いタイミングから始めるにこしたことはありません。**長生きを楽しみたくても、どんなにお金があってもボケてしまってはすべてパーなのです。

残念ながら、多くの認知症は薬で治すことができません。なぜなら、今の認知症治療薬はすべて対症療法で、根本治療ではないからです。

たとえば、アルツハイマー型認知症の治療薬として、日本では現在、

・ドネペジル
・ガランタミン
・リバスチグミン

・メマンチン

の4種類が承認されていますが、これらはすべて進行を遅らせることを目的とした薬です。

私が臨床から得た結果では、こうした認知症に対してもSGFが効果を上げてます。

被験者のみなさんには、SGF投与前と投与後に、「長谷川式認知症スケール（HDS－R）」を受けてもらいました。

長谷川式認知症スケールというのは、認知症の診断に使われる認知機能テストの1つで、

1　年齢
2　時間の見当識
3　場所の見当識
4　3つの単語の直後再生

5　計算
6　数字の逆唱
7　3つの単語の遅延再生
8　5つの物品課題
9　言語の流暢性

の9つの質問項目から、判定をします。

30点満点で、20点以下で「認知症の疑い」が高まるとされ、認知症であることが確定している場合は、21点以上で「軽度」、11〜20点で「中等度」、10点以下で「高度」とされます。

結果は次のようなものでした。

たとえば、SGF投与前のスコアが「17」（中等度）だったAさんの場合、SGF投与後には「20」→「25」とスコアがのびて、3か月後、満点に近い「28」にまでなりました。

同様に、SGF投与前が「22」だったBさんも、投与後は「25」↓「27」↓「28」と順調にスコアがのびました。

このように、AさんやBさんのような軽度から中等度の認知症については、1か月のSGF投与で効果があらわれ、その改善傾向は3か月の時点でも継続することが確認されたのです。

また、Cさんは、スコア「4」の高度認知症でしたが、2回目のSGF投与でスコア「12」と中等度まで改善されました。

認知症が、SGFでここまで改善されることは、患者さんにとっても、医師である私どもにとっても、大きな一歩です。

このSGFの認知症に対する効果は、MCIに対しても同様です。

161ページの表は50歳男性のMCIスクリーニング検査の結果です。

最初の検査では、この方のMCIリスク値は0・91と高く、判定はDでした。

SGFの認知症に対する効果

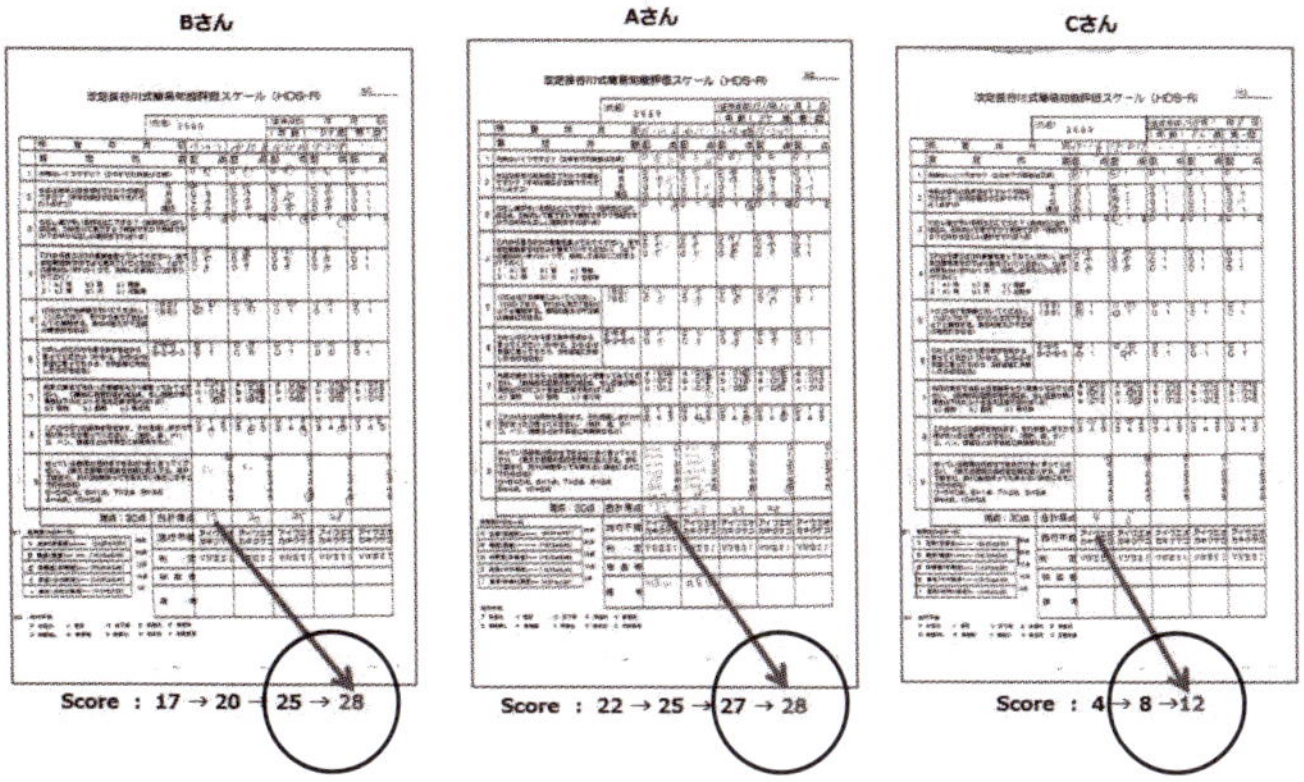

つまり、専門医による詳細な検査・診断が必要とされる段階です。

そこで約3か月間、SGFを投与（点鼻）し、再度、検査を受けていただきました。するとMCIリスク値は0・68に下がり、判定Bという結果がでたのです。

先述のように、ＭＣＩは認知症予備軍の段階です。

認知症に移行する場合もあれば、移行しない場合もあります。しかし、将来のリスクの芽は摘んでおくにこしたことはありません。

そして、ここでもＳＧＦの威力が発揮されることは、言うまでもありません。

SGFのMCIに対する効果

		MCIスクリーニング検査					MMSE	遺伝子検査
性別	年齢	ApoA1 (mg/dL)	TTR (mg/dL)	C3 (Unit)	MCIリスク	判定	MMSE 得点	APOE 遺伝子型
男性	50	99	23.6	0.62	0.91	D	–	E3/E3

↓ SGF投与後

		MCIスクリーニング検査					MMSE	遺伝子検査
性別	年齢	ApoA1 (mg/dL)	TTR (mg/dL)	C3 (Unit)	MCIリスク	判定	MMSE 得点	APOE 遺伝子型
男性	50	117	25.5	1.78	0.68	B	–	–

テロメアをのばす治療はもはや身近になった！

テロメア短縮を防ぎ、テロメアをのばす物質（テロメラーゼ誘導活性化分子）TAMをビル・アンドリュース博士が発見し、すでにいくつかのジャンルで実用化されていることは、前にお話ししましたが、SGFにもそれと同じような作用――テロメア短縮抑制作用・伸長作用があることが、わかってきました。

164ページのグラフは、1か月間で40ミリリットルのSGFを投与した方のテロメア年齢の変化です。ご覧の通り、コントロール群（何もしていないグループ）のテロメア年齢は、ほとんど変わっていないのに対して、SGF投与群は投与前65歳だったテロメア年齢が55歳に、またテロメア年齢が52歳だった方は48歳に下がっていました。

さらに、下のグラフはSGFを半年間投与した結果です。投与量は1か月40

ミリリットルで、毎週10ミリリットル、もしくは2週間に1回20ミリリットルずつの投与を行いました。

すると、半年前（SGF投与前）にテロメア年齢が66歳だった方は54歳に、69歳だった方は56歳に、56歳だった方は34歳にと、劇的な若返りを見せたのです。これはつまり、長期間SGFを投与することによって、大きな効果が期待できるということです。もちろん、ある程度のところで停滞することが考えられますが、SGF投与を継続することによって、その状態を維持することは可能です。

かつて、テロメアは、年を重ね、細胞が分裂するたびに短くなっていく一方だとされていました。しかし、テロメラーゼの発見で、その常識は覆されました。

テロメアが短くなるのを遅らせたり、さらにのばしたりする働きのあるテロメラーゼ。そのテロメラーゼを増やし、テロメアをのばす研究が、今さかんに行われています。私は、SGFがその一端を担え得るものであると、確信しています。

SGF投与前、投与後のテロメア年齢の変化

短期間計40ミリリットル投与

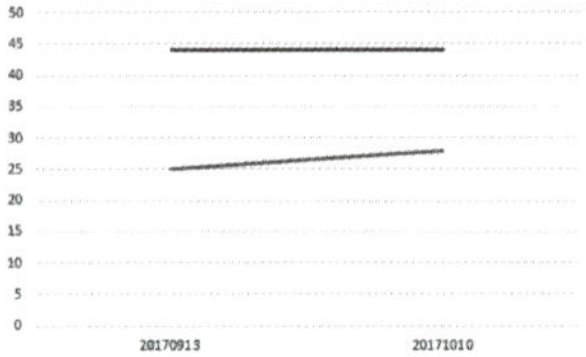

コントロール群

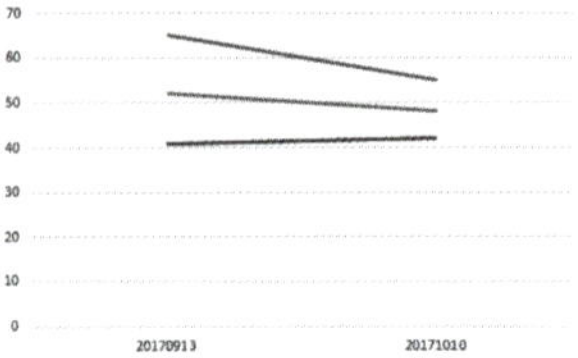

SGF 投与群

SGFを投与した群においては
テロメア年齢がほぼ低下していた。

↓ さらに

長期間200ミリリットル以上投与群

テロメア年齢

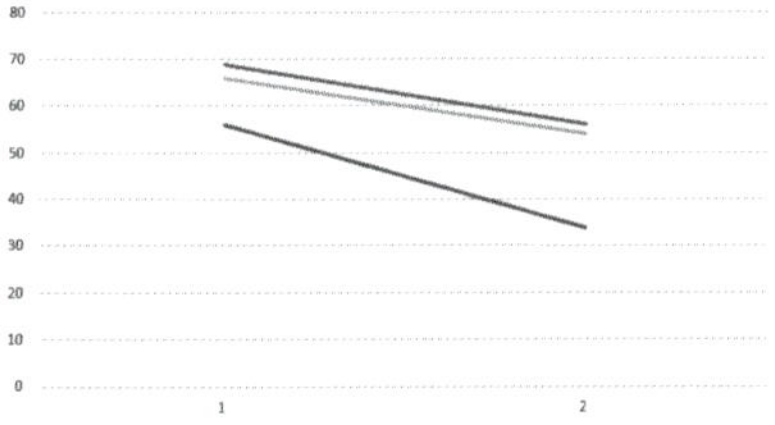

SGFを長期間にわたり、ある程度の量を入れることによって
テロメア年齢の低下が認められた。

その人の持つパフォーマンスを最大限に引き出す「先制的自己再生医療」

私が目指す医療は、「先制的自己再生医療」です。

先制的自己再生医療とは、現行の再生医療のように、大きく損傷もしくは**重症化した臓器の機能を直接代替し、機能を再生させる医療ではなく、介入時期をより早期にシフトさせ、より治療効果を高めるため、病態を予測し、発症あるいは重症化する前の予防として、内在性細胞（その人自身の細胞）に働きかけ、組織および機能を再生させる医療です。**これは現行の再生医療を進化させた新しい医療コンセプトです。

私ども医療従事者が常に悩ましく思っていることに、病態進行度と治療効果がどうしても反比例するという問題があります。つまり、病態が進んで重症化すればするほど、治療効果が得られにくくなるということです。

先制的自己再生医療は、この問題に真正面から取り組み、打破するという信念のもとに生まれたものです。

その中で考案されたのが、「先制的自己再生プログラム」です。

この先制的自己再生プログラムは、先制的自己再生医療のコンセプトに基づいたもので、最先端生命科学により、その人自身が持つ自己再生能力を最大限に引き出し、健康を取り戻すことを目的にしたプログラムです。

プログラムを行うには、**まず自分自身の現在の体がどのような状態なのか、生物学的年齢はいったい何歳なのかなど、自身の健康「現在地」を知ることが重要です。**なぜなら、健康「現在地」を知ることができれば、今後起こりうるリスクがわかるからです。

健康「現在地」は、血液による以下の４つの検査で評価します。

1　テロメア分析
2　ｍｉＲＮＡ解析
3　ＬＯＸインデックス検査
4　ＭＣＩスクリーニング検査

先制的自己再生医療の概念図

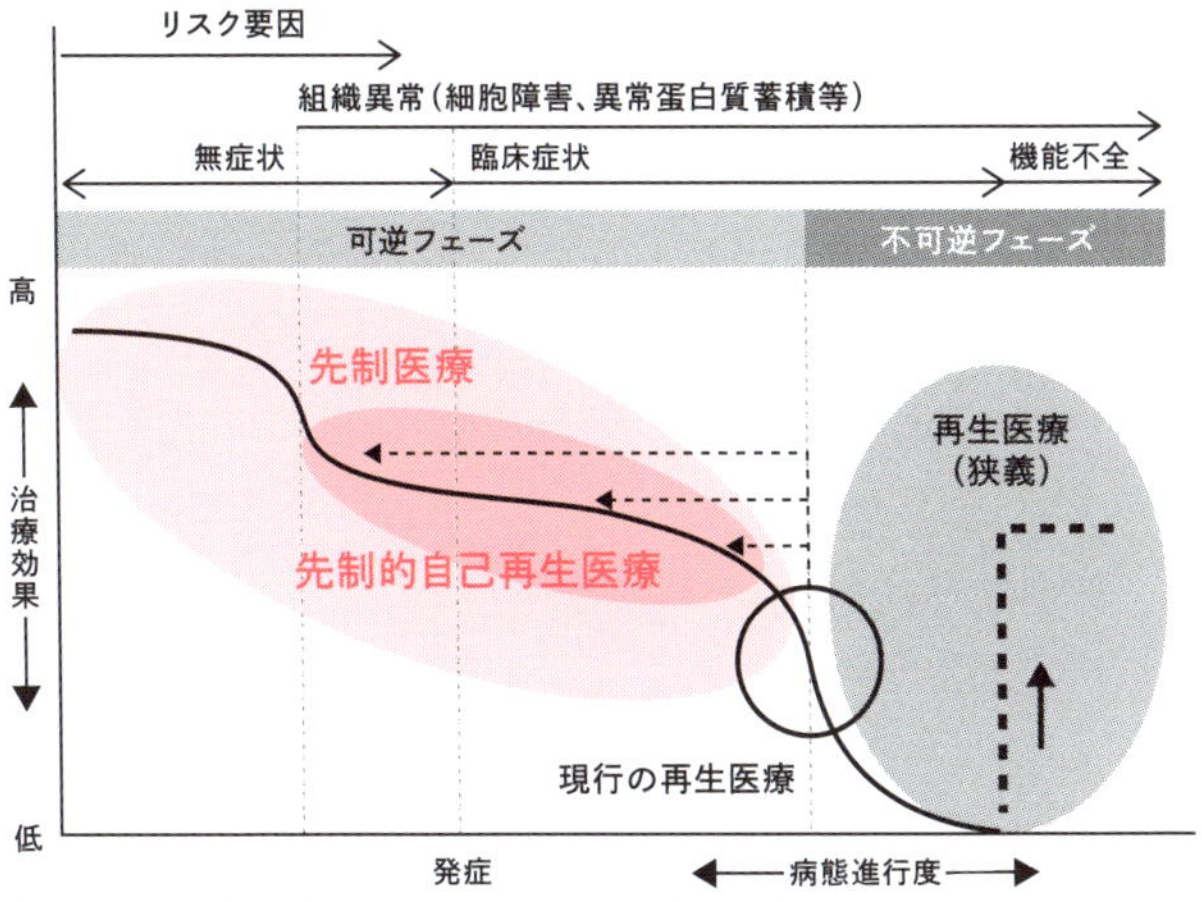

「現行の再生医療」の介入時期をより早期にシフトさせることで、
「先制的自己再生医療」を確立し、より治療効果の高く安価な医療が実現できる。
国立研究開発法人 科学技術振興機構 CRDS「先制的自己再生医療の概念図」より作図

このうち①③④は前に説明した通りです。②は細胞同士の情報伝達を担っているエクソソームに含まれるｍｉＲＮＡを解析することで、早期発見が難しい膵臓がんなど、潜在している13種類のがんを超早期に判定することができるというものです。

こうして、健康「現在地」がわかった時点で、それに基づく個々の患者さん独自の治療プランを作成します。もちろん、ここでの治療の主役はＳＧＦです。**ＳＧＦで細胞を活性化させ、それを維持していくことで、健康を取り戻していきます。**

このようにリスクを避けるべく対策を講じれば、今何もしない自分が迎える5年後、10年後とはまったく別の未来が訪れることはご理解いただけるのではないでしょうか。

私は、これこそが、現段階での最良のエイジング医療だと考えます。

健康現在地とは

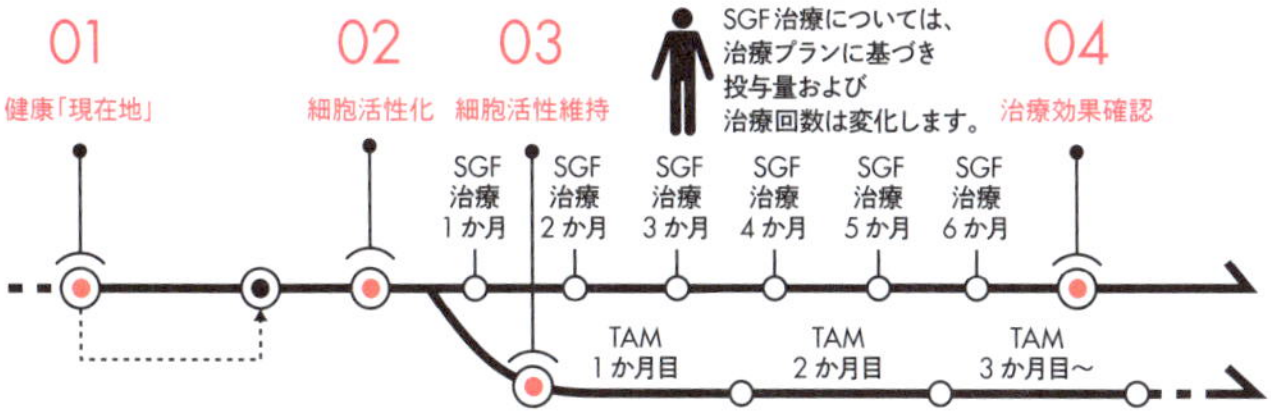
01
健康「現在地」
02
細胞活性化
03
細胞活性維持
SGF治療については、
治療プランに基づき
投与量および
治療回数は変化します。
04
治療効果確認
SGF
治療
1か月
SGF
治療
2か月
SGF
治療
3か月
SGF
治療
4か月
SGF
治療
5か月
SGF
治療
6か月
TAM
1か月目
TAM
2か月目
TAM
3か月目～

おわりに

現代の医療の中心は、治療医学です。

しかし、近年、疾病の発生などの原因を研究し、予防を行うことや、心身の健康増進を図る予防医学が注目されていることも事実です。病気になってしまってから、それを治すのではなく、病気にならないようにする。

つまり、病気を未然に防ぎ、健康を維持することこそが、これから求められる医療なのです。

私が提唱している「キュアエイジング（治加齢）」は、まさにこの予防医学の考えに基づいた医療です。そして、さらにいえば、**本来その人の持っている「力」を呼び覚ます医療が、当クリニックの医療です。**

本書の中でお話ししたように、

・テロメア検査
・ＬＯＸインデックス検査
・ＭＣＩスクリーニング検査

などによる、老化のバイオマーカーに基づいて病態を予測し、早期介入を行う「先制医療」を行うことが、加齢に伴う病気（加齢関連疾患）の発症率を下げ、健康長寿につながることになるのは明らかです。私は、そのための方策として、人が持つ自己再生能力を最大限に引き出す「先制的自己再生医療」を推進、実践しているのです。

乳歯歯髄幹細胞を培養する際につくり出される培養上清液「ＳＧＦ（SOLARIA Growth Factor）」は、この先制的自己再生医療の主役です。ＳＧＦに含まれる、幹細胞が出した多種多様な生理活性物質は、パラクライン効果により、細胞の修復、再生を促すと考えられるのです。

これまでに、

・皮膚の老化からくるシワ
・血管内皮細胞障害からくる動脈硬化
・神経の老化や変性からくる認知症などの神経疾患

など見た目だけでないエイジングケアにも、効果があることがわかってきています。

また、生命の回数券といわれるテロメアの長さがＳＧＦを投与することによってのびたことも確認されています。

老化の大きな原因は活性酸素ですが、それだけでなく、さまざまな要因が複雑に絡み合っていると考えられます。そして、そのさまざまな要因は細胞を傷害し、テロメア短縮のスピードを速めてしまうことがわかっています。

ＳＧＦは、そんなテロメアの保護、伸長に働き、血管や臓器を細胞レベルから修復、再生する機能を有していると考えられるのです。

細胞レベルで若返る時代の幕開け――。

今、私はこのことを深く実感しています。

私は、これからも最良のキュアエイジング医療を目指して、研究と実証を重ねていく所存です。

何より、多くのみなさまが100年時代の人生を最後まで楽しく生きるために。

2019年5月

古賀　祥嗣

古賀 祥嗣　こが・しょうじ

福岡県生まれ。医学博士。
日本再生医療学会認定医。
日本泌尿器科学会専門医・指導医。
日本透析学会専門医・指導医。
日本移植学会専門医。銀座ソラリアクリニック特別顧問。
江戸川病院、泌尿器科主任部長兼透析センター長、
移植再生医療センター長

「最近《さいきん》、若返《わかがえ》ったね」と言《い》われたければ、テロメアをのばしなさい

2019年5月15日　初版第1刷発行

著　者　　古賀祥嗣《こがしょうじ》

装　丁　　大場君人
D T P　　臼田彩穂
編　集　　加藤有香
発行人　　北畠夏影
発行所　　株式会社イースト・プレス
〒101-0051
東京都千代田区神田神保町2-4-7　久月神田ビル
TEL：03(5213)4700
FAX：03(5213)4701

印刷所　　中央精版印刷株式会社

ISBN 978-4-7816-1785-5 C0077